GUARIGIONE PER ATTIVARE IL TIMO
胸腺活性化ヒーリング

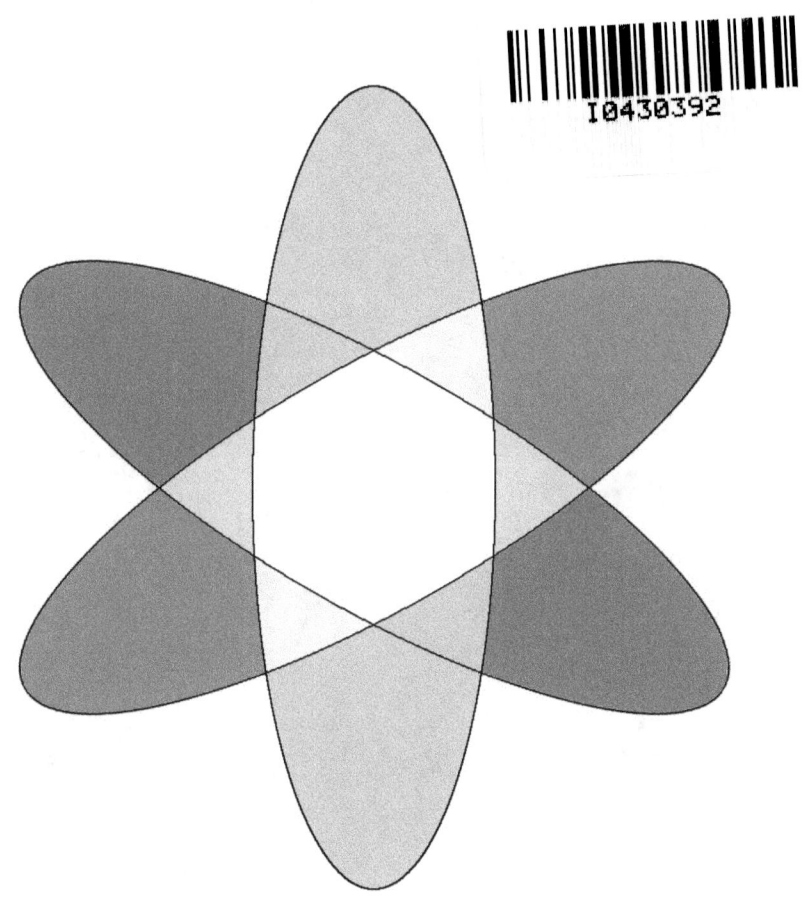

SIG. TAKASHI 2BAKI
つばきたかし

Guarigione per attivare il timo
胸腺（きょうせん）活性化ヒーリング

Sig. Takashi 2baki
つばきたかし

はじめに
INTRODUZIONE

　Thymus activation healing 胸腺活性化ヒーリングの方法は書籍のおわりにて日本語とGoogle翻訳イタリア語でご紹介してあります。

　Il metodo di guarigione per attivazione del timo è introdotto alla fine del libro in giapponese e italiano utilizzando la funzione di traduzione di Google.

　いち早くヒーリングを試してみたい方は、お手数ですが、おわり前のページをお辿（たど）りください。

　Se vuoi provare a usare la guarigione il prima possibile, vai all'ultima pagina.

それでは、はじめにヒーリングの要（かなめ）となる愛についてご紹介していきます。
In primo luogo, vorrei presentarvi l'amore, che è la pietra angolare della guarigione.

続いて、ヒーリングを続けていった結果、何が起きたのかをご紹介します。
Successivamente, introdurrò ciò che è successo come risultato della continuazione della guarigione.

続いて、伝授されたヒーリングと共に独自に編み出したヒーリングなどをご紹介します。
Successivamente, introdurrò la guarigione che mi è stata insegnata e la guarigione che ho escogitato in modo indipendente.

続いて、仮説を立てて、医学的な面からみた、胸腺の情報をご紹介します。
Successivamente, farò un'ipotesi e introdurrò informazioni sul timo da un punto di vista medico.

おわりに胸腺活性化ヒーリングのやり方をご紹介します。
In conclusione, introdurrò come eseguire la guarigione dell'attivazione del timo.

是非（ぜひ）、抗わずにお進みいただけたらと思います。
Spero con tutti i mezzi che procederai senza opporre resistenza.

それでは、本書をお楽しみください。
Spero che questo libro vi piaccia.

目次 SOMMARIO

はじめに introduzione	3
目次 sommario	6
愛 Amore	7
仙人の話 storia di eremita	18
上昇気流 ascensione	30
かごめ Kagome	37
覚醒体験 esperienza di risveglio	50
救済策 salvarsi	59
まえがき Prefazione	105
本編 storia principale	107
引用・参考文献一覧 Elenco della letteratura	130
おまけ servizio	134
仮説 ipotesi	144
胸腺 timo	155
おわりに Insomma	220

愛 AMORE

これは、愛を試したバージョンとなります。
Questa è la versione testata dell'amore.

愛と聞いて何を思い浮かべますでしょうか、恋愛の愛、友情の愛、親切な行動などに感じる愛などです。そういった愛が想像できるかと思います。
A cosa pensi quando senti la parola amore?L'amore per il romanticismo, l'amore per l'amicizia, l'amore che provi negli atti di gentilezza e così via. Posso immaginare quel tipo di amore.

この中に、もう一つ、真実（しんじつ）の愛を伝えるとすると、自己愛が含まれるのかと思います。
In questo, penso che l'amor proprio sia incluso se dici un altro vero amore.

自己愛、
Amore per se stessi,

自己を愛する愛です。
Amare te stesso.

自己を愛することができれば精神的な自立が生まれます。
L'amor proprio crea indipendenza spirituale.

それは、どういったことかと言いますと、自分を愛するというのは、自分の体に滋養（じよう）を与えることになるんですね。そして、それと同時に、自分の体にとって愛という栄養（えいよう）を受け取ることにもなります。
　In altre parole, amare te stesso è nutrire il tuo corpo. E allo stesso tempo riceverai il nutrimento dell'amore per il tuo corpo.

　この体にとって、これほど頼もしいことはないわけです。
　Non c'è niente di più affidabile di questo per il mio corpo.

　愛を与え、愛を受け取る、そういった循環（じゅんかん）が一個人の中で芽生えてきて、愛のエネルギーのループが生まれてくると、この体は喜びに満ちた状態となって、心から嬉しく思うようになっていきます。
　Dare amore e ricevere amore, un tale ciclo germoglia in un individuo, e quando nasce un ciclo di energia dell'amore, questo corpo diventa uno stato pieno di gioia e sarai felice dal profondo del tuo cuore.

　これを、日常的に続けていくと、精神的な自立への道しるべとなっていって、あなた様を上昇へと導いていくことになるでしょう。
　Se continui a farlo quotidianamente, diventerà un punto di riferimento per la tua indipendenza spirituale e ti porterà a un livello più alto.

　この上昇のことをアセンションと呼びます。

Questa ascensione è chiamata ascensione.

または、上昇気流と呼びます。
Oppure la chiamiamo corrente ascensionale.

そして、真の自己愛を体験します。
E sperimenta il vero amore per te stesso.

真の自己愛に目覚めてまいりますと、他者に依存せずに生きていくことができるようになっていきます。他者からの愛を受け取らなくとも自己愛で単純に生きていける。
Quando ti svegli con il vero amore per te stesso, sarai in grado di vivere senza dipendere dagli altri. Puoi vivere semplicemente con amore per te stesso senza ricevere amore dagli altri.

と、まぁ、そういうことになるわけです。
E, beh, è quello che succede.

もちろん、他者からの愛も、たくさん受けて、更なる愛を享受（きょうじゅ）できるようにもなっていますから、一石二鳥といったことにもなるわけです。
Naturalmente, riceviamo molto amore dagli altri e siamo in grado di godere ancora di più amore, quindi è come prendere due piccioni con una fava.

ですから、これを得（え）ない手はない。そう思います。ぜひ、あなた様の目でお確かめください。

Pertanto, non vi è alcun motivo per non ottenerlo. Credo di si. Con tutti i mezzi, per favore controllalo con i tuoi occhi.

愛の定義について
Sulla definizione di amore

　一言に愛と言っても、様々な認識があるかと思います。
　Anche se dici amore in una parola, penso che ci siano varie percezioni.

　恋愛の愛や、友情の愛、真心のこもった親切な行動などに感じる愛などです。
　Amore nelle relazioni sentimentali, amore nell'amicizia, amore negli atti di sincerità e gentilezza.

　これらのことから推測できることは、愛は社会的に証明された人間生活を豊かにするための潤滑油［じゅんかつゆ］（潤滑剤やグリスやグリース）のような働きを持っています。
　Quello che possiamo dedurre da queste cose è che l'amore funziona come un olio lubrificante socialmente provato (lubrificante o grasso) che arricchisce la vita umana.

ここでは、この働きを、エネルギー的に見る、物の見方をご提供したいと思います。それは、ハート、胸の中心、人間のセンターコア（心臓）に居る存在、自己に内在し得る存在を新しく定義させて進めさせていただきたいと思います。

Qui, vorrei offrire una prospettiva energica su come funziona questo amore. Vorrei procedere con una nuova definizione dell'esistenza che esiste nel cuore, il centro del torace, il nucleo centrale umano (cuore), e l'esistenza che può essere insita nel sé.

本文章の目的は、そのハートに在る、あなた自身の存在、自己に内在する存在のエネルギーの使い方を体験していただいて、愛のエネルギーの循環（じゅんかん）を体験していただきたいと思います。そして、愛のエネルギーの覚醒者になってもらえたら嬉しいです。

Lo scopo di questo articolo è sperimentare l'uso dell'energia del tuo stesso essere, l'essere che risiede nel tuo cuore, e sperimentare la circolazione dell'energia dell'amore. E sarei felice se potessi diventare un risvegliatore dell'energia dell'amore.

また、愛のエネルギーを自在にあつかえるようになってまいりますと、第一に不安を軽減することが出来る様になっていきます。もちろん、不安を完全に無くすことはできませんが、愛のエネルギーが快活されてまいりますから、下手な精神科にかかるよりも健康的ですし、不安症状からも少し、改善されて、安全で守られた健やかな効果が期待できることでしょう。

Inoltre, se riesci a gestire l'energia dell'amore liberamente, sarai prima in grado di ridurre l'ansia. Certo, non puoi liberarti completamente dell'ansia, ma l'energia dell'amore sarà rivitalizzata, quindi è più salutare che andare da un cattivo psichiatra.Ci si può aspettare un effetto salutare.

また、愛のエネルギーが全身を循環していくようになってまいりますと、肌の若返りや、美容効果も期待できます。
Inoltre, quando l'energia dell'amore circola in tutto il corpo, ci si può aspettare il ringiovanimento della pelle e gli effetti di bellezza.

優しく温かい循環エネルギーに守られてまいりますから、世の中がどう混乱してこようとも、安全です。と宣言することができるようになってくると思います。
Saremo protetti da un'energia circolante dolce e calda, quindi penso che saremo in grado di dichiarare che siamo al sicuro, non importa quanto caotico diventi il mondo.

また、愛のエネルギーを用（もち）いることが出来るようになってまいりますと、この世の中に存在する全ての物に対して、その物に内在するエネルギー的存在がいることを知るようになっていきます。
Inoltre, quando diventerete in grado di usare l'energia dell'amore, arriverete a sapere che esiste un'esistenza energetica inerente a tutte le cose che esistono in questo mondo.

そうなってくると、全ての物に対して、自分と同じように内在する存在が居ることを知っていますから、自然と物を、大切に扱（あつか）っていくことができるようになっていくことでしょう。
　Quando ciò accadrà, saprai che c'è un'esistenza dentro tutte le cose, proprio come te stesso, quindi sarai naturalmente in grado di trattare le cose con cura.

　そして、物をただの物として、捉（とら）えるようなことがなくなっていきますから、その物に内在する存在を愛していくことができるようになっていることでしょう。そうすると、粗末（そまつ）に物を捨てたりとか、大切に扱わないような態度は無くなってくるのではないかと思います。
　E poiché non percepirai più le cose come mere cose, potrai amare l'esistenza che è inerente a quelle cose. Quindi, penso che atteggiamenti come buttare via le cose male o non trattarle con cura scompariranno.

　また、物に内在する存在が居ることを知ってまいりますと、妄（みだ）りに人の物を欲しくなったり、盗んだり、はたまた略奪（りゃくだつ）したりといったことも少なくなってくるのではないかと思います。
　Inoltre, se vieni a sapere che esiste un'esistenza inerente alle cose, penso che avrai meno probabilità di volere, rubare o saccheggiare le cose di altre persone.

　それは、その物に内在する存在が居ることを知っていますから、その存在が、その主人（持ち主）を愛していることに

自然と気が付いてまいりますから、その物に内在する存在の想いが自然と伝わってきて妄（みだ）りに人の物を欲しがったり、盗んだり、はたまた略奪（りゃくだつ）したりはしなくなってくるのではないでしょうか。

Sappiamo che c'è una presenza che risiede all'interno dell'oggetto. Pertanto, noteremo naturalmente che l'esistenza ama il suo padrone (proprietario). Pertanto, i sentimenti dell'esistenza inerenti all'oggetto verranno trasmessi naturalmente e la persona smetterà di bramare, rubare o depredare le cose degli altri.

これは、物に対してだけの思想ではなくて、人に対しても適用できる思想となってくると思います。それは、好きな人ができたとして、その人には別の好きな人がいて、手が出せない状況に似ているのではないかと思います。叶わぬ恋だと知ったとしても、妄（みだ）りに人の恋人を欲しがったり奪（うば）ったりはしなくなってくるのではないでしょうか。

Penso che questo non sia solo un pensiero per le cose, ma un modo di pensare che può essere applicato anche alle persone. Supponi di avere qualcuno che ami. Sospetto che sia simile a una situazione in cui quella persona amata ha un'altra persona amata e non riesce a metterci le mani sopra. Anche se sai che il tuo amore non si avvererà mai, probabilmente smetterai di volere o rubare l'amante di qualcun altro.

また、愛を用（もち）いて物事を考えれるようになってまいりますと、心を用いて物事をとらえれるようになっていきますから、その好きな人と一緒に居る、憎（にく）き相手に対しても自分と同じように愛を用いれる尊（とうと）い存在である素質を持った人だと言うことを知っていますから、妬（ねた）んだり嫉（そね）むようなことも少なくなってくるのではないでしょうか、極端（きょくたん）な話をするならば憎いからといって人を殺してしまうような無惨（むざん）な姿は無くなってくるのではないでしょうか。

　Inoltre, quando impariamo a pensare con amore, saremo in grado di percepire le cose con il nostro cuore. Pertanto, so che è una persona che ha le qualità di essere un essere prezioso che può usare l'amore per la persona odiata che è con la persona che ama allo stesso modo di se stesso. Pertanto, l'invidia e la gelosia diminuiranno. Per portarlo all'estremo, penso che l'apparenza crudele di uccidere le persone solo perché le odiano scomparirà.

　そこに愛の真骨頂（しんこっちょう）があるのではないかと思います。
　Penso che ci sia il vero valore dell'amore.

　また、愛のエネルギーを用（もち）いれるようになってまいりますと準備が整った段階で上昇気流（アセンション）が起こります。
　Inoltre, quando sarete pronti a usare l'energia dell'amore, si verificherà una corrente ascendente (ascensione).

次章より、その体験の一部をご紹介して、愛と友情のエネルギーの使い方をお伝えしてまいりたいと思います。

　Dal prossimo capitolo, vorrei presentare alcune delle esperienze e dirvi come usare l'energia dell'amore e dell'amicizia.

仙人の話 STORIA DI EREMITA

　昔の仙人と呼ばれる人達が、こぞって不老不死を唱えていた理由が、もしかしたら、このことなんじゃないかって思うようなことが見えてきました。

Sono arrivato a vedere che questo potrebbe essere il motivo per cui le persone chiamate eremiti nei tempi antichi sostenevano tutti l'immortalità.

　この章では、このことについて書いていきます。
Ne scriverò in questo capitolo.

　不老不死の意味はいつまでも年をとらず死なないことと言われています。
Si dice che il significato dell'immortalità sia non invecchiare mai e non morire mai.

　しかし、昔の仙人たちは死んでいっています。彼らが言いたかったことは、いつまでも年を取らずに若々しく見える生き方を実現されて、それを、言葉にして表現されていたんじゃないかって思い始めているわけです。

Ma i vecchi eremiti sono morti. Comincio a pensare che quello che volevano dire era che erano in grado di realizzare uno stile di vita che sembrava giovane senza invecchiare, e che lo stavano esprimendo a parole.

人間である以上、死はあるんだけど、人間に与えられている潜在的能力を使って、いつまでも若々しくいられる方法を仙人達はあみだしていたのではないかと考察しているわけです。

　Finché siamo umani, siamo destinati a morire, ma penso che gli eremiti possano aver escogitato un modo per rimanere giovani per sempre usando le capacità latenti di cui sono dotati gli esseri umani.

　結果的に、あの人、いつまでも死なないよねって言われる仙人と呼ばれる存在になっていったのではないかと推測を立てています。

　Di conseguenza, ipotizzo che sia diventato un essere chiamato eremita che si dice non muoia mai.

　ですから、一般常識や、現代の科学のレベルでは到底理解できない何かを彼らは発見して、それを体得していた。と、そう思うわけです。が、しかし、文献に出てくる仙人の話は目にするものの、本物の仙人に僕は会ったことがないので、おとぎ話くらいにしか思っていませんでした。

　Così hanno scoperto qualcosa che non poteva essere compreso a livello di buon senso o scienza moderna, e l'hanno padroneggiato. Questo è quello che penso. Tuttavia, anche se ho visto racconti di eremiti in letteratura, non ho mai incontrato un vero eremita, quindi li ho considerati poco più che fiabe.

しかし、天然石業界で有名なロバート・シモンズさんからクリスタルヒーリングを学び、好きこそ物の上手なれの言葉の通りに、毎日クリスタルヒーリングを続けていった結果、僕はアセンション体験をしました。日本語に訳（やく）すと上昇気流を体に感じるレベルで体感したと言うことです。
　Tuttavia, ho imparato la guarigione dei cristalli dal signor Robert Simmons, che è famoso nell'industria della pietra naturale, e come risultato della continua guarigione dei cristalli ogni giorno, ho avuto un'esperienza di ascensione. Per dirla a parole, significa che ho sperimentato la corrente d'aria in aumento a un livello che potevo sentire nel mio corpo.

　これにより、「目に見えない系」の世界のお話が現実味を帯びてきました。本当に人間の体には秘密がいっぱい備わっていて、科学では解明されていない未知の領域が、どうやら本当にあるようだ。と思ったわけです。
　Di conseguenza, la storia del mondo del "sistema invisibile" è diventata più realistica. Il corpo umano ha davvero molti segreti e sembra che ci sia davvero un'area sconosciuta che non è stata chiarita dalla scienza.

　僕も、昔は、現実主義者と言いますか、目に見えない系のお話は、敬遠するほど、見向きもしなかったタイプの人間でした。しかし、本当にアセンション体験をすると、無視なんてできないどころか自分から発信したくなる現状にあります。

In passato ero anche un realista, il tipo di persona che non prestava molta attenzione alle storie sui sistemi invisibili. Tuttavia, quando sperimenti davvero l'ascensione, non puoi ignorarla e ti trovi nella situazione attuale in cui vuoi esprimere tu stesso un messaggio al mondo.

これ、マジもんやん。ヤバァってことです。
questa è una storia vera. È fantastico.

僕の話をしますと、アセンション体験を味わうと、毎日、欠かさずアセンションをするようになっていきました。ヒーリングの仕方も、クリスタルを外したヒーリングを独自に編み出していって、愛と友情のエネルギーの使い方という方法に落とし込んで、今でもブラッシュアップしています。
　Quanto a me, una volta che ho vissuto l'esperienza dell'ascensione, ho iniziato a farlo ogni giorno senza fallo. Allo stesso tempo, ho ideato il mio metodo di guarigione senza usare cristalli. Sto ancora rispolverando come usare l'energia dell'amore e dell'amicizia.

そんな中、２０２２年の５月中旬頃〜６月初旬頃にアセンション体験のクライマックスと言いますか、目覚めの体験と言いますか、恐怖体験こみの覚醒体験を経験しました。これは、非常に伝えづらい内容になるのですが、喜びと表裏一体である正反対の現象が現れ出でました。これには本当に注意が必要です。

Tra la metà di maggio e l'inizio di giugno 2022, ho sperimentato il culmine dell'esperienza dell'ascensione, dell'esperienza del risveglio e dell'esperienza del risveglio con la paura. Si tratta di un contenuto molto difficile da trasmettere, ma è emerso il fenomeno diametralmente opposto che è indissolubilmente legato alla gioia. Stai attento con questo.

　その経験の中で、僕は、ハートの中心より少し上側にある、言葉では伝えづらい場所にある存在の活性化を経験しました。
　In quell'esperienza ho sperimentato l'attivazione di un'esistenza in un luogo difficile da descrivere a parole, che si trova leggermente al di sopra del centro del petto, il centro del cuore.

　このことから、これはなんだと、興味を持つようになっていって、図書館にある医学の本を片っ端から調べていったところ、どうやら、医学の世界では胸腺（きょうせん）と呼ばれている存在であることがわかってきました。
　Da questo, mi sono interessato a cosa fosse, e quando ho cercato tutti i libri di medicina nella biblioteca, sembra che sia quello che nel mondo medico viene chiamato il timo.

　この経験から、胸腺（きょうせん）には、人間の免疫機能を司るＴ細胞を成熟させる器官であることがわかってきました。ガンやコロナなどの病気も胸腺さえ活性化できてしまえば、有利になる。そう言うことが言えるようになります。

Da questa esperienza è diventato chiaro che il timo è un organo che fa maturare i cellule T che controllano le funzioni immunitarie umane. Anche malattie come il cancro e la corona sono vantaggiose se è possibile attivare il timo.

このことから、胸腺の活性化が起これば免疫機能がアップして行くわけです。そして、どうやら、覚醒体験まで進むことができれば、胸腺の存在を肌感覚で認知できるようになり、日々、愛と友情のエネルギーの使い方を実践して胸腺を活性化していくことができるようになる。と、まぁ、そう言うことが言えるようになってきています。

Da questo, se si verifica l'attivazione del timo, la funzione immunitaria è in aumento. E se riesci a progredire verso l'esperienza del risveglio, sarai in grado di riconoscere l'esistenza del timo con la sensazione della pelle. Sarai quindi in grado di attivare quotidianamente il tuo timo esercitandoti su come usare l'energia dell'amore e dell'amicizia.

一応、補足しておきますと、胸腺（きょうせん）の感覚を認知できる。と、表現しましたが、これは、特別な意味を含（ふく）みます。

　Per ogni evenienza, farò un supplemento. Capace di percepire la sensazione del timo. , ma questo ha un significato speciale.

　実際の覚醒体感の流れの中では、体が敏感（びんかん）になり過ぎて、性別をも超越したような感覚を味わい、その結果、様々な臓器が活性化されていく流れの中で、胸腺（きょうせん）の蝶（ちょう）の姿とも思えるような感覚を感知しました。

　Nell'effettivo processo di risveglio, il mio corpo è diventato troppo sensibile e mi sentivo come se stessi trascendendo il genere. Di conseguenza, nel processo di attivazione di vari organi, ho percepito una sensazione che assomigliava a una "farfalla" nel timo.

　僕の場合、蝶番（ちょうつがい）とも表現できるような気もしていますし、翼（つばさ）にも例えられるような気もしています。鳥のように感知される方もおられるかと思います。おそらく、人によって捉え方や感じ方が変わってくるのではないかと想像しているわけです。

　Nel mio caso, sento che può essere descritto come un "cerniera", e sento anche che può essere paragonato a un'ala. Penso che alcune persone lo percepiscano come un uccello. Immagino che il modo in cui le persone vedono le cose probabilmente cambierà a seconda di come le percepiscono e le sentono.

よって、ここに表現された以外の様々な表現方法がこれから世の中に現れ出てくると思います。僕は、そういった特別な感覚を味わいました。

　Pertanto, penso che in futuro compariranno nel mondo diverse modalità espressive diverse da quelle qui espresse. Ho avuto una sensazione così speciale.

もちろん、このことを実証する必要があると思います。が、しかし、僕は医者でもなければ、医療関係者でもない。ですから、証明の仕方がわからないわけです。また、僕だけに起こった覚醒体験なのか、誰にでも起こりうる体験なのかも検証が必要になるでしょう。僕の経験で言わせていただくと、覚醒体験まで実質３年かかりますから。

　Naturalmente, penso che dobbiamo dimostrarlo. Ma non sono né un medico né un professionista medico. Quindi non ho idea di come dimostrarlo. Inoltre, sarà necessario verificare se si tratta di un'esperienza di risveglio accaduta solo a me o di un'esperienza che può capitare a chiunque. Nella mia esperienza, ci vogliono tre anni per sperimentare il risveglio.

　これを、検証したり臨床試験のような形で証明しようとしようものなら、その技術体系が確立するまで、いったい何年かかることでしょう。僕が生きている間に立証できるかどうかも、現時点では未知数です。

　Se proviamo a dimostrarlo sotto forma di verifica o di sperimentazioni cliniche, quanti anni ci vorranno prima che il sistema tecnologico sia stabilito? Non è noto a questo punto se posso dimostrarlo durante la mia vita.

　ですから、今この記事を読んでいる、あなたはラッキーです。

　Quindi, leggendo questo articolo in questo momento, sei fortunato.

もし、この記事を読んで、アセンション体験や覚醒体験をしてみたい方がいらっしゃいましたら、本書の続きを熟読ください。愛と友情のエネルギーの使い方をご紹介させていただきます。

　Se leggi questo articolo e vorresti vivere un'esperienza di ascensione o un'esperienza di risveglio, leggi attentamente il resto di questo libro. Vorrei presentarvi come usare l'energia dell'amore e dell'amicizia.

話を元に戻しますと、昔の仙人と呼ばれる人達は、この覚醒体験を経て、胸腺の活性化を体得して、その体験を活かして生きていたのではないかと、想像しているわけです。仮説の域を出ませんが、昔の医療のレベルだった頃（５００年くらい前）に、この体験をして、活用していたら、まるで仙人のようになれていたのかなぁと僕は空想をしています。

　Torniamo alla storia. Immagino che gli antichi eremiti, attraverso questa esperienza di risveglio, imparassero ad attivare il timo e vivessero sfruttando al meglio questa esperienza. È solo un'ipotesi, ma ho la fantasia che se avessi fatto questa esperienza e l'avessi usata quando le cure mediche erano al livello dei vecchi tempi (circa 500 anni fa), sarei potuto diventare un eremita.

　現代は、医療のレベルが上がりすぎていて、死ねない時代とさえ言われる時代に変化してきていますから、今更、仙人にならなくとも医学の力で解決できる時代になっています。
　Nei tempi moderni, il livello delle cure mediche è aumentato troppo e sta cambiando in un'era che si dice sia "un'era in cui non puoi morire".

　が、しかし、人間の自然治癒力で長生きできるんだったら、自然治癒力のチカラを用いた方が気分的にいいよね。と言い逃げして、本編の真髄をご紹介差し上げたいと存じます。
　Tuttavia, se puoi vivere a lungo con il potere curativo naturale degli esseri umani, è meglio usare il potere del potere curativo naturale. Detto questo, vorrei introdurre l'essenza della storia principale.

それでは、ここからは、覚醒体験当時のお話も交えながら上昇気流（アセンション）の体験談や、対応策や救済策など処世術をご紹介していきます。

　Ora, da qui, introdurrò l'esperienza della corrente ascendente (ascensione), le contromisure ei rimedi, insieme alla storia dell'esperienza del risveglio.

上昇気流
ASCENSIONE

　上昇気流（アセンション）体験は人によって、見え方や感じ方が変わってくる可能性がございます。これからご紹介する内容は一つの例としてとらえていただけたら幸いです。これからお伝えすることが必ず起こると言うわけではないことを、あらかじめご了承いただければと思います。

　L'esperienza della corrente ascensionale (ascensione) può avere un aspetto diverso a seconda della persona. Apprezzerei se potessi prendere come esempio il contenuto che introdurrò d'ora in poi. Ti preghiamo di comprendere in anticipo che ciò di cui ti parlerò non accadrà necessariamente.

　僕の体験談として、お伝えしてまいります。
　Ti racconterò come la mia storia di esperienza.

　2019年7月中旬に、僕は、とあるセミナーに参加しました。そこで、クリスタルヒーリングと出会い。毎日のようにクリスタルヒーリングを続けていきました。
　A metà luglio 2019 ho frequentato un certo seminario. È lì che ho incontrato Crystal Healing. Ho continuato la guarigione con i cristalli quasi ogni giorno.

3ヶ月が経った頃、初めてのアセンションが始まる前に起きたことが印象的だったのご紹介しておきます。クリスタルヒーリングをしている時に、イメージの中で、基底部と言いますか、股（また）の間の中心から大きな蓮（ハス）の花が咲き、花弁（はなびら）が開いていくイメージが見えました。

Circa tre mesi dopo, prima che iniziassero le prime Ascensioni, vorrei condividere con voi ciò che mi ha colpito come qualcosa che è accaduto. Quando stavo facendo la guarigione dei cristalli, ho visto l'immagine di un grande fiore di loto che sbocciava dalla base, dal centro tra le gambe e dalla base della terra, e dai petali che si aprivano.

　また、初めての上昇気流（アセンション）が始まった頃、まどろみの中で、ハートの中心に光り輝くお光を感得しました。それは、夢見心地の中で、ハートの中心をのぞき込んで見るようなイメージでした。

Inoltre, quando è iniziata la prima corrente d'aria ascendente (ascensione), ho sentito una luce brillante al centro del mio cuore nel mio sonno. Era come guardare nel centro del tuo cuore in uno stato di sogno.

この頃、自己に内在する存在をハッキリと認識し、実在している感覚を肌で感じ、人体の不思議に直面していった時期だったと認識しています。

Riconosco che è stato in questo periodo che ho riconosciuto chiaramente l'esistenza insita in me stesso, ho sentito il senso della realtà e ho affrontato le meraviglie del corpo umano.

初めてハートに昇ってくる上昇気流（アセンション）を、体感した時は、さすがにおどろきました。

Quando ho sperimentato per la prima volta le correnti d'aria ascendenti (ascensione) che si sono levate al centro del mio petto, del mio cuore, sono rimasto davvero stupito.

「なんじゃこりゃぁっ」と言った感じです。
È come dire: "Che diavolo è questo?"

あの体験以降、ちまたで言われている、目に見えない系のお話や、アセンションや、波動上昇、次元上昇などのお話が、頭のおかしい特定の人達のお話ではなくて、誰にでも起こりうる事象であることを知りました。

Da quell'esperienza, le storie sui sistemi invisibili, l'ascensione, l'ascesa vibrazionale e l'ascensione dimensionale di cui si è parlato per le strade possono capitare a chiunque, non a particolari pazzi.So che è un evento.

また、上昇気流（アセンション）がハートの上のノドあたりに差し掛かった時の頃。

Inoltre, quando la corrente d'aria in aumento (ascensione) si stava avvicinando alla gola sopra il cuore.

アーーーーーーーーーーーーーーーーンと鳴り響（ひび）く、低い重低音、どっしりとした中域音、かすかに響（ひび）く高音、大勢の声が唱和しているかのようなサラウンドで聞こえてきて、ビックリしたことを今でも覚えています。

Ricordo ancora di essere stato sorpreso quando ho sentito il suono di "Ah--n", bassi bassi, medi solidi, alti deboli e suono surround come se molte voci stessero cantando all'unisono.

このあたりまでで、だいたいクリスタルヒーリングを始めて３ヶ月〜６ヶ月くらいの間に起こったことだったと記憶しています。

Ricordo che questa esperienza è avvenuta tra 3 e 6 mesi dopo aver iniziato la guarigione dei cristalli.

また、クリスタルヒーリングを始めて半年過ぎたあたりの頃に、クリスタルを用いなくとも愛のエネルギーを用いれるようになっています。と自己に内在する存在からのお告げがあり、それ以来、クリスタルを外した、愛と友情のエネルギーの使い方を実践していきました。

　Inoltre, circa sei mesi dopo aver iniziato la guarigione con i cristalli, sono stato in grado di usare l'energia dell'amore senza usare i cristalli. Da allora, ho praticato usando l'energia dell'amore e dell'amicizia senza cristalli.

　期間で言うと、クリスタルヒーリングを半年間、愛と友情のエネルギーの使い方を２年と４ヶ月くらい実践したことになります。合計して２年と１０ヶ月です。

　In termini di periodo, ho praticato la guarigione dei cristalli per sei mesi e ho praticato come usare l'energia dell'amore e dell'amicizia per circa due anni e quattro mesi. 2 anni e 10 mesi in totale.

　上昇気流（アセンション）を続けて行く過程で、いつの頃からか、ノドより上の頭蓋（ずがい）の中まで上昇気流（アセンション）が起こるようになっていきました。

　Nel processo di continuazione della corrente ascensionale (ascensione), ad un certo punto, la corrente ascensionale (ascensione) iniziò a verificarsi fino all'interno del cranio sopra la gola.

　そして、２年と１０ヶ月が経った頃、
　2 anni e 10 mesi dopo

上昇気流（アセンション）は頭蓋（ずがい）の中の先へと移り進んで行く中で、希望の光を授（さず）けます。しかし、それは、人によっては地獄絵図ともなりましょう。僕はもがき苦しみました。

　L'Ascensione dona un raggio di speranza mentre si sposta ulteriormente nel cranio. Tuttavia, per alcune persone può anche essere un'immagine dell'inferno. Ero in agonia.

　結果、「抗（あらが）わずに進む者が勝ち」と言う言葉を授かっていながら、抗わずにはいられなくなるような性別を超越した身体の状況に直面して、せっかく教えてもらっていた言葉があるにもかかわらず、我慢の限界を迎え、身体に起こる現象に対して、初めて抗ってしまいました。

　Di conseguenza, anche se mi è stato detto: "Vince chi avanza senza resistenza", mi sono trovata di fronte a una situazione fisica trascendente di genere che mi ha reso incapace di resistere. Tuttavia, ho raggiunto il limite della mia pazienza e per la prima volta ho resistito al fenomeno che si verificava nel mio corpo.

　そして、寒気や悪寒や恐怖感や不安感にさいなまれ、死をも覚悟した瞬間をむかえるのでした。その詳細は秘密にさせていただきますが、まさに地獄絵図でした。

　Poi, sono stato tormentato da brividi, brividi, paura e ansia e ho affrontato il momento in cui ero pronto a morire. Manterrò segreti i dettagli, ma era davvero un'immagine dell'inferno.

そして、僕は男だ。男なんだ。って言い聞かせる、おまじないを言い始めるほどに追い込まれて行き、ただひたすらに耐え忍ぶのでした。

E sono stato spinto al punto in cui ho iniziato a pronunciare un incantesimo per convincermi: "Sono un uomo. Sono un uomo".

そして、ここから、覚醒体験へと突入して行きます。

E da qui, ci precipiteremo nell'esperienza del risveglio.

かごめ KAGOME

かごめ、かごめ、かごのなかのとりは、いついつでやる、よあけのばんに、つるとかめがすべった、うしろのしょうめんだぁ〜れ。

Kagome, Kagome, Kago no naka no tori wa, itu itu deyaru Yoake no ban ni, turu to kame ga subetta, ushiro no syoumen daare.

日本人なら、子供の頃、よく遊んだ歌ではあります。が、しかし、上昇気流（アセンション）体験を経（へ）て読むと、はっと、驚（おどろ）く内容に気づかされ、子供の頃、思っていたような印象の歌とは少し違うことに気が付かされました。この章では、このことについてお伝えしていきます。

Se sei giapponese, è una canzone che suonavi spesso quando eri bambino. Tuttavia, quando l'ho letto dopo aver vissuto un'esperienza di ascensione, sono rimasto sorpreso dal contenuto della canzone e ho capito che era un po' diverso dall'impressione che avevo da bambino. Questo capitolo ti parlerà di questo.

この歌は地方によって、多少、言葉が違うようです。だいたい同じことを言われていますので、この章の始めにご紹介した言葉に当てはめて表現していきます。

　Questa canzone sembra avere una parola leggermente diversa a seconda della regione. Poiché si dice che abbiano più o meno lo stesso significato, applicherò le parole introdotte all'inizio di questo capitolo per esprimerle.

　かごめ、この言葉は、てっきり目隠しして大人数で囲む、子供の頃の遊びの歌だと、とらえていました。しかし、上昇気流（アセンション）体験を経（へ）て読むと全然そういう意味ではないことに気づかされます。

　Kagome, ho sicuramente preso questa parola come una canzone di un gioco d'infanzia che era bendata e circondata da un gran numero di persone. Tuttavia, dopo aver sperimentato la corrente ascensionale (ascensione) e averlo letto, mi rendo conto che non significa affatto questo.

　かごめ、かごめ、このかごめは、籠（かご）の目（め）、籠目を意味しています。そうですね、三角形と逆三角形が混じり合った絵、六芒星（ろくぼうせい）の形です。

　Kagome, Kagome, questo kagome significa occhi di canestro, occhi di canestro. Bene, è un'immagine di una miscela di triangoli e triangoli invertiti, a forma di stella a sei punte.

では、籠（かご）の中のとりは、どういう意味でしょう。意味は色々注釈をつけれます。一つ目は鳥居（とりい）です。鳥居とは、神社の参道入り口などに建てる門と言う意味です。

Allora, cosa significa "Kago no naka no tori wa"? Il significato può essere annotato in vari modi. Il primo è Torii. Torii significa una porta costruita all'ingresso di un santuario.

これは、僕のアセンション体験から言わせていただくと、蝶番（ちょうつがい）部分になります。医学的な部位で表現するならば人間のセンターコアでもある心臓（しんぞう）の少し上あたりに生息してある胸腺（きょうせん）です。

Dalla mia esperienza di ascensione, questa è la parte "cerniera". In termini medici, è il timo, che vive leggermente al di sopra del cuore, che è anche il nucleo centrale dell'uomo.

見ようによっては鳥にも見えます。
Sembra un uccello a seconda di come lo guardi.

上昇気流（アセンション）時の体感では僕は蝶（ちょう）のように感じました。が、しかし、見方によっては鳥にも見えるかもしれません。鳥と表現しても、僕にとっては、あんまり違和感はありません。どちらにしても飛んでいくものなので。ということで、二つ目は鳥です。

　Durante l'ascensione, mi sono sentito come una farfalla. Tuttavia, a seconda di come lo guardi, potrebbe sembrare un uccello. Anche se lo esprimo come un uccello, non provo alcun senso di incongruenza. Perché volerà in entrambi i modi. Quindi il secondo è un uccello.

　そして、「いついつでやる、よあけのばんに、」この意味は、おそらく、いつ？いつ？その姿を表すの？夜明けの晩（ばん）だよ。と言った具合に、期待（きたい）して、まちどおしくて堪（たま）らない様子（ようす）を表（あらわ）している意味にとらえています。

　E "itu itu deyaru Yoake no ban ni", cosa significa, quando, forse? Quando? Hai intenzione di fare quell'apparizione? È la notte dell'alba. Lo prendo in questo senso. Prendo questo nel senso che l'essere interiore che è inerente al sé si aspetta e attende con impazienza.

　僕が初めて熱くエネルギーを帯びた蝶［ちょう］（胸腺［きょうせん］）の姿を感じた時、まさしく、夜明け前の晩（ばん）でした。

　Era la notte prima dell'alba quando ho sperimentato per la prima volta la calda ed energica "farfalla" (timo).

覚醒体験へと進むアセンションのクライマックスあたりで熱く滾（たぎ）る蝶（ちょう）の姿をハッキリと体感しました。

　Al culmine della corrente d'aria in aumento (ascensione) che avanza verso l'esperienza del risveglio, ho sperimentato chiaramente la figura di una farfalla calda.

　そして、「つるとかめがすべった、」の意味ですが、僕はこの言葉を鶴（つる）ではなく、つるっと亀が滑（すべ）ったと、とらえています。

　E riguardo al significato di "turu to kame ga subetta", prendo questa parola per indicare che la tartaruga è scivolata, non la gru.

　絵的に説明すると、籠目（かごめ）である六芒星（ろくぼうせい）の中にある亀（かめ）の甲羅（こうら）のような絵があると思うのですが、つるっと少し回転してみてほしいです。そうすると、見えてきます。

　Per spiegarlo in modo pittorico, penso che ci sia un'immagine come un guscio di tartaruga all'interno di una stella a sei punte che è un motivo a canestro, ma vorrei che lo ruotassi un po'. Allora puoi vederlo.

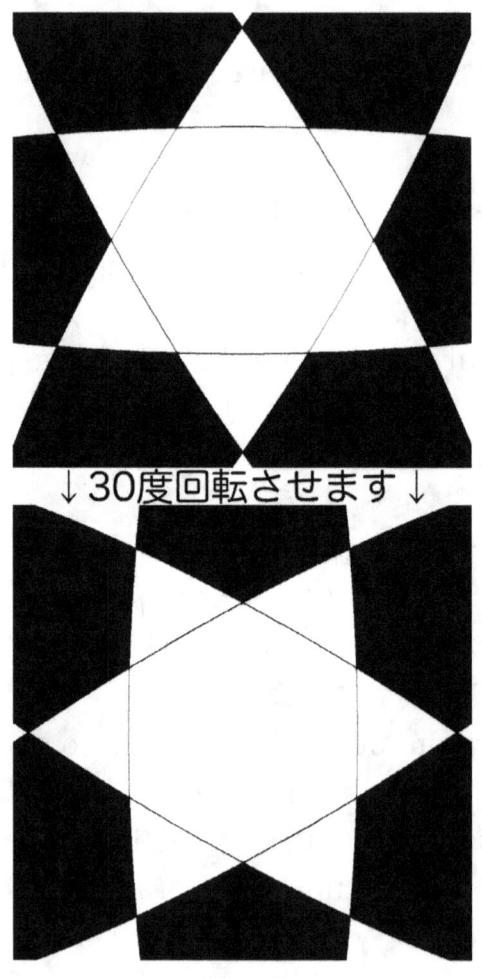

↓30度回転させます↓

そして、「うしろのしょうめんだぁ～れ。」これは、アセンション体験をして、目覚めと言いますか、覚醒と言いますか、「ただ、ここに、ある。」という感覚まで進まれた方でしたら、「うん」と納得できる話なのですが、なかなか一般的には理解されにくい話だと思います。

E, "ushiro no syoumen daare" Questa è una storia che può essere compresa da coloro che hanno sperimentato l'ascensione e sono avanzati all'esperienza del risveglio, ma è abbastanza difficile per il grande pubblico da capire.

これは、籠目（かごめ）の鳥居［とりい］（入口）が胸腺（きょうせん）だと表現するならば、籠目（かごめ）の本殿（ほんでん）や拝殿（はいでん）は、頭のてっぺんの先、そうですね、言葉で言うには忍（しの）び難（がた）いですが。閻魔（えんま）の位置や、王冠（おうかん）の位置や、豆（まめ）の位置とも表現できます。

Se il torii (ingresso) di Kagome è espresso come il timo, allora il santuario principale e il santuario anteriore di Kagome sono la sommità della testa. Beh, è difficile da esprimere a parole. Può anche essere espresso come la posizione di "Enma", la posizione della "corona" o la posizione del "fagiolo".

個人的な見解で言うならば、「うしろのしょうめんだぁ～れ。」は、具体的に示すと、自己に内在する存在のことだと僕は見ています。

Da un punto di vista personale, vedo "ushiro no syoumen daare" come un essere interiore che è inerente a se stessi.

かごめの説明
Descrizione di Kagome

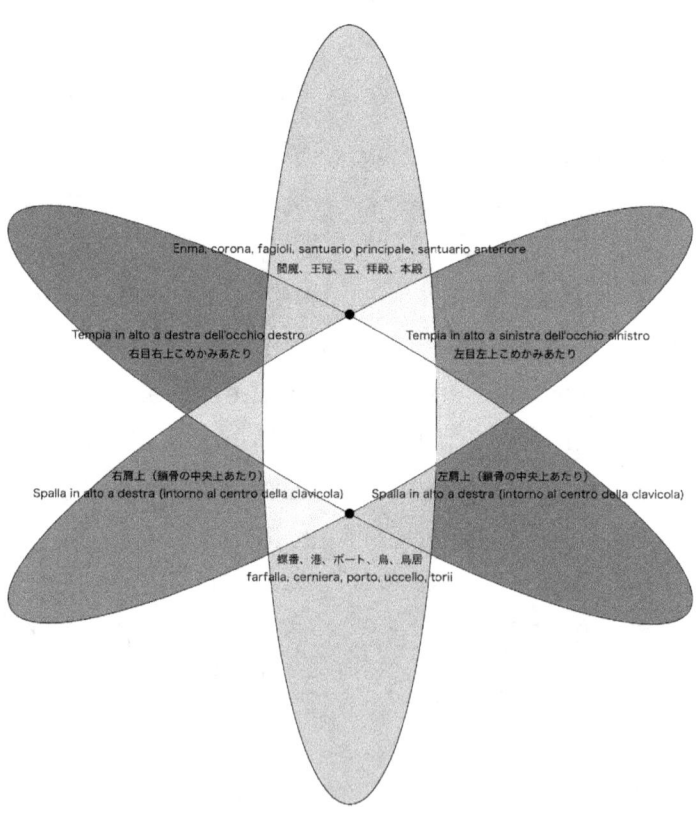

また、閻魔（えんま）と聞くと、何か怖い存在を思い浮かべるかもしれません。

Inoltre, quando senti la parola Enma, potresti pensare a qualcosa di spaventoso.

ドラゴンボールや西遊記などのお話の影響もあって、まぁ、そのようにも、とらえられるのですが、アセンション体験をして覚醒体験をした人間にとっては閻魔は少し違った印象に映（うつ）ります。

C'è anche l'influenza di storie come Dragon Ball e Journey to the West, ed è così che viene percepita, ma per le persone che hanno sperimentato l'ascensione e il risveglio, Enma sembra un po' diverso.

閻魔とは、みめうるわしい、度を超して一つのことに熱心な人と言う意味です。少しでも閻魔の印象が変わってくれれば御（おん）の字です。

Enma significa una bella persona che è estremamente entusiasta di una cosa. Apprezzerei se l'impressione di Enma cambiasse anche solo un po'.

また、王冠（おうかん）は、頭蓋骨（ずがいこつ）の頭頂骨（とうちょうこつ）と頭頂骨をつなぐ矢状縫合（しじょうほうごう）された円状の広範囲な部分を言います。アセンション体験して行った先に現れ出でます。

La corona si riferisce anche all'ampia porzione circolare della sutura sagittale che collega le ossa parietali del cranio. Appare come risultato della continuazione dell'esperienza di ascensione.

また、豆（まめ）は、上昇気流（アセンション）を続けていった先に、地獄の苦しみが現れます。その地獄の苦しみを、苦しみ抜いた先に現れ出でます。

Inoltre, la sofferenza dell'inferno apparirà come risultato della continuazione della corrente ascendente (ascensione). I fagioli appariranno alla fine di quella sofferenza infernale.

言葉では、まったく説明がつかないため、医学的な表現で説明すると、頭蓋骨（ずがいこつ）にある前頭骨（ぜんとうこつ）と左右の頭頂骨（とうちょうこつ）との間にある縫合（ほうごう）を冠状縫合（かんじょうほうごう）と言い。

Le parole non possono spiegarlo affatto, quindi per spiegarlo in termini medici, la sutura tra l'osso frontale del cranio e le ossa parietali sinistra e destra è chiamata sutura coronale.

その冠状縫合（かんじょうほうごう）と矢状縫合（しじょうほうごう）が交わるポイントを豆（まめ）の位置と表現させて進めさせていただきます。

Il punto in cui la sutura coronale e la sutura sagittale si intersecano sarà indicato come posizione "a fagiolo".

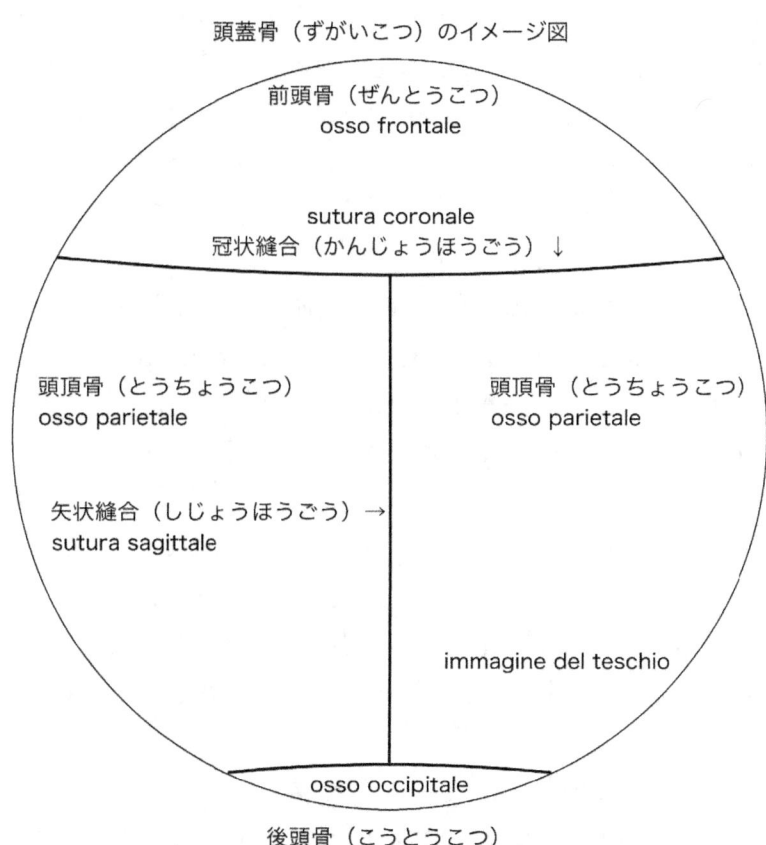

上手く伝わっていれば幸いです。
Apprezzerei se le parole fossero trasmesse bene.

しかし、昔の人は良く言ったもんだなぁと感心させられます。子供の頃にその歌を歌わせて遊ばせておいて、しっかり教育されている。
Tuttavia, sono impressionato dal fatto che gli antichi predecessori lo abbiano espresso bene. Quando ero bambino, mi hanno fatto cantare e suonare con quella canzone, e sono stato educato adeguatamente.

しかも、遊びの意味と内的探求の意味が上手く合わさっていて、二つの意味を成すなんて、素晴らしすぎる。
Inoltre, il significato del gioco e il significato dell'esplorazione interiore sono ben combinati ed è troppo meraviglioso per avere due significati.

まさにアセンションそのものを封じ込めていて、だれが考えたのか知るよしもありませんが、上手すぎる。
Contiene esattamente l'aria che sale (ascensione) stessa, e non so chi ci abbia pensato, ma è buona.

歌を作った人は天才だと思いました。
Ho pensato che la persona che ha scritto la canzone fosse un genio.

それでは、次章より、アセンション体験を進めていった先に、起こり狂う、覚醒体験した当時のお話をご紹介します。

Quindi, dal prossimo capitolo, introdurrò la storia dell'esperienza del risveglio avvenuta come risultato del proseguimento dell'esperienza dell'ascensione.

覚醒体験
ESPERIENZA DI RISVEGLIO

愛と友情。そのエネルギーの使い方を知ると、上昇気流（アセンション）が起きるようになります。

amore e amicizia. Quando saprai come usare quell'energia, la corrente ascensionale (ascensione) avverrà.

上昇気流（アセンション）を使いこなせるようになると、臍下（へそした）あたりの上昇気流（アセンション）から、胸（ハート）に昇る龍となる上昇気流（アセンション）へと進化していき、喉（のど）へと昇華して、頭の中心、そして頭のてっぺんへと移り進む過程にて、スーパーアセンションとなり、地獄の苦しみと引き換えに豆を持つ様（よう）となるのです。これには注意が必要となり、身がかえるのです。

Quando riesci a dominare la corrente d'aria ascendente, si evolve dalla corrente d'aria ascendente attorno all'ombelico alla corrente d'aria ascendente che sale al petto (cuore) e sale alla gola e poi alla testa. centro del corpo e poi in cima alla testa, diventerai una super ascensione e avrai i fagioli in cambio dei tormenti dell'inferno. Ciò richiede cautela.

こうなってくると上昇気流（アセンション）させようと思う気持ちはなくなっていきます。それよりも、心（ハート）と頭（マァーラ）のバランスを取ろうと必死にもがきます。それが、冷や水浴びせられた模様（もよう）となるのです。

Quando ciò accade, il desiderio di ascendere scomparirà. Invece, lottano disperatamente per bilanciare i loro cuori e pensieri. Questo è lo schema dell'essere inondati di acqua fredda.

結果的に、何もかもを手放していく姿となり、想像力すらも手放す姿となります。そして、内的探求で得た知識をも全（すべ）て覆（おお）い隠（かく）すようになります。

Di conseguenza, diventa una figura che lascia andare tutto e anche l'immaginazione. Comincia anche a oscurare tutta la conoscenza che ha acquisito nella sua ricerca interiore.

ただいま、その状態にあります。
Sono in quello stato in questo momento.

今、僕がやっていることを明示
Ti mostrerò cosa sto facendo ora.

過去も未来も夢なんだ。
空想も妄想も夢と一緒（いっしょ）なんだ。
記憶すらも夢なんだ。
そのことに気が付けたなら、今すぐに言ってほしい、
目に見えるものを追いかけます。
目に見えるものはリアルである。
目に見えるものは今の現実なのである。
　ですから、目に見えないものを追いかけ始めたら今すぐに言ってほしい。目に見えるものを追いかけます。と、そうすれば、あなたの目（まなこ）がパッチリになって後遺症もなんのその。

　Il passato e il futuro sono sogni.
Le fantasie e le delusioni sono le stesse dei sogni.
Anche i ricordi sono sogni.
Se lo noti, dimmelo subito,
"Inseguo il mondo visibile."
Il mondo visibile è reale.
Il mondo visibile è la realtà presente.
　Quindi, quando inizierai a inseguire il mondo invisibile, voglio che lo dica ad alta voce proprio ora. "Persegui il mondo visibile." Se lo fai, i tuoi occhi saranno acuti e non avrai effetti collaterali.

　これで、頭は現在に同期を始める。
Ora la tua testa inizia a sincronizzarsi con il presente.

次にしてほしいことがあって、次って言ってもほぼ同時なんですけど、体の胴体（どうたい）と頭をつなげて同期をはかってほしいです。呼吸を実況中継してみてください。何秒吐いて、何秒吸ってとか考えなくていいです、今吐いている。今吸っている。くらいの程度でいいです。実況中継を始めると、現在に同期した頭と体の胴体（どうたい）が連動し始めます。ここに、ゆとりが生まれる様（さま）があります。

　Successivamente, voglio che colleghi il busto e la testa e li sincronizzi. Cerca di seguire il tuo respiro. Non devi pensare a quanti secondi per espirare e quanti secondi per inspirare. Sto espirando aria ora. Sto respirando aria ora Questo è tutto ciò di cui hai bisogno. Quando inizi il commento, la testa e il busto del corpo che sono sincronizzati con il presente inizieranno a lavorare insieme. Sembra che ci sia un senso di pace della mente qui.

　とまぁ、こう言う状態となると、気が楽になります。もし、あなたが、上昇気流（アセンション）をあつかえるようになった後、手のつけられない混迷状態になったら、この文章を読んでほしいです。きっと思考と身体がリセットされることでしょう。

　Quando ti trovi in questa situazione, ti sentirai meglio. Se ti trovi in uno stato di confusione incontrollabile dopo aver imparato l'Ascensione, leggi questo articolo. La tua mente e il tuo corpo saranno sicuramente ripristinati.

この文章を書いた後、起きたことを原文のまま記述
Cosa è successo dopo che ho scritto questo articolo

　何もかも手放していき、想像力すらも手放した結果、体の準備が整ったのか、一斉（いっせい）に体の感覚すらも手放した状態となった。
　Come risultato del lasciar andare tutto, e persino dell'immaginazione, forse i preparativi per il corpo erano completi e all'improvviso erano in uno stato di lasciar andare anche le sensazioni dei loro corpi.

　それは、秘密の秘法って言われていて皆が通る道なのです。
　Si chiama la formula segreta ed è il modo in cui vanno tutti.

　自分の意思とは関係なく起こりました。そして、息もしているかどうかわからない、体の感覚すらもなくなっていて、ただ、そこに、ある。ただ、ここに、ある。と言った感覚のみとなるのでした。
　È successo contro la mia volontà. E non so nemmeno se respiro o no, non riesco nemmeno a sentire il mio corpo, è solo lì. Ma eccolo qui. Era solo la sensazione di dire.

　思考すら存在しない感覚です。
　È una sensazione che nemmeno i pensieri esistano.

そして、頭がピクッ、ピクッっとなったかと思うと、体の感覚が戻ってきて、浅い呼吸を感じ、思考が戻ってきました。

　E poi la mia testa pulsava due volte come un battito cardiaco, e poi sentivo il mio corpo tornare indietro, potevo sentire il mio respiro superficiale e i miei pensieri tornavano.

　これは、いったい？…と分析を始める自分がいて、結局のところ、これまでの体験記憶から、この体験に似ている言葉を探すんだけれども、いろんな言葉が思いつき、当てはめていっても、当てはめた途端（とたん）、その言葉が嘘（うそ）に感じる感覚となり、言葉で説明することの矛盾（むじゅん）に気が付き、名前を付けると嘘（うそ）になると思うように至（いた）りました。

　Cos'è questo? … e comincio ad analizzare, e alla fine, cerco parole simili a questa esperienza dai miei ricordi di esperienze fino ad ora, ma anche se escogito varie parole e le applico, nel momento in cui le applico, ho sentito che le parole erano una bugia, e mi sono reso conto della contraddizione di spiegare le cose con le parole.

　無意識に瞑想（めいそう）に没入した感じ…やっぱ言葉にすると嘘（うそ）になる。笑。

　Mi sentivo come se fossi inconsciamente immerso nella meditazione. Dirlo a parole sarebbe una bugia.

一応、念のために、初心忘れるべからずと言う意味も込めて、僕が、その時、何を思ったのかだけ列挙しておきます。
　Per ora, per sicurezza, elencherò solo ciò che pensai in quel momento, con il significato di non dimenticare la mia intenzione originaria.

　平安を味わう感じかな…、人様の言う無がこれか？、三昧（サマディ）がこれか？、しかし、無も三昧（ざんまい）も僕には偽（いつわ）りの言葉に見えて仕方ない。無と書くと、ただ、ここに、ある。と言う感覚があるため無ではないと結論づけれるし、三昧と書くと、心を一つのものに集中させて安定した精神状態になるさまと言う意味らしいのだが、僕自身、心を一つのものに集中させている感覚は、まったくない。自分の意思とは関係なく勝手にその状態が行われていくさまであるから、おそらく三昧（ざんまい）でもない。

　Potresti sentire la pace... È questo il "niente" che la gente dice? Questo è Samadhi? Tuttavia, non posso fare a meno di vedere "nulla" e samadhi come parole false. Se scriviamo "niente", possiamo concludere che non possiamo dire "niente" perché abbiamo la sensazione di "è solo lì, è solo qui". Sembra che la parola samadhi significhi concentrare la mente su una cosa e raggiungere uno stato mentale stabile, ma io stesso non sento che la mia mente sia focalizzata su una cosa. Questo stato di cose si verifica arbitrariamente indipendentemente dalla propria volontà, quindi probabilmente non è samadhi.

じゃぁ、これは、なに？と分析を進めた結果論として、この状態に名前などあるはずがないと、エクスタシーの究極点と表現してもいいが、なにか伝えている言葉の印象が変わってしまっていることに気付く。初めてこの文章を読む人に語弊（ごへい）を与えかねない。その部分だけを見ると偽（いつわ）りにも見える。また、至福（しふく）か？と分析すると、この上ない幸福（心が満ち足りていること）と言う意味らしいが…いや、そう言うことじゃないんだよなぁ…結果的にそう言う状態になるのかもしれないけれど、体感的、感覚的にはそんな印象ではなくて…。

Cos'è questo? Come risultato dell'analisi, questo stato non può avere un nome, può essere espresso come il punto ultimo dell'estasi, ma noto che l'impressione delle parole veicolate è cambiata. Può essere fuorviante per coloro che leggono questa frase per la prima volta. Se guardi solo quella parte, sembra finta. Beatitudine di nuovo? Se lo analizzi, sembra che significhi felicità suprema (soddisfazione del cuore), ma... no, non è questo che significa... Potrebbe finire per essere così, ma non dà quel tipo di impressione fisicamente ed emotivamente.

言葉にするとやはり偽（いつわ）りとなる。嘘（うそ）になる。言葉で表現できない境地とも言えるが、結局それはなんですか？となると説明つかない。

Dirlo a parole sarebbe una bugia. Si può dire che è uno stato che non si può esprimere a parole, ma che cos'è alla fine? Non posso spiegarlo.

そう言う感覚を味わいました。
Ho sentito la sensazione di dirlo.

そういった経験を経て思うことがあります。
Ho alcuni pensieri dopo quell'esperienza.

「そうか、思考すること、そのものが夢だったんだ。」
でした。
Pensare era un sogno.

　もし、この文章を読んで上昇気流（アセンション）に興味を持ち、体験してみたいと思われた方がいらっしゃいましたら、愛と友情のエネルギーの使い方を体験してみてください。
　Se sei interessato alla corrente ascensionale (ascensione) dopo aver letto questo testo e vuoi sperimentarlo, per favore sperimenta come usare l'energia dell'amore e dell'amicizia.

　これが、あなたの為（ため）となるか、どうかは、あなた自身の思考にかかっています。是非、お楽しみいただければと思います。
　Se questo funziona per te dipende da te. Speriamo che vi piaccia.

救済策 SALVARSI

　アセンションと呼ばれる上昇気流を堪能（たんのう）し始めると、ヘソ下あたりの上昇気流（アセンション）から、ハートあたりの上昇気流（アセンション）、ノドあたりの上昇気流（アセンション）、頭蓋（ずがい）の中へと入っていく上昇気流（アセンション）を経験していくようになります。そうなってくると、それまでの快楽や幸福感を得る楽しみとは正反対の苦楽を味わうようになっていきます。

　Quando inizi a goderti la corrente d'aria in aumento chiamata ascensione, si evolve dalla corrente d'aria in aumento attorno all'ombelico (ascensione) alla corrente d'aria in aumento attorno al cuore (ascensione), sublimando alla corrente d'aria in aumento attorno alla gola (ascensione), e il teschio Inizierai a sperimentare la corrente ascensionale (ascensione) che si muove verso l'interno. Quando ciò accadrà, inizierai a provare gioie e dolori che sono l'esatto opposto delle gioie e della felicità che hai vissuto fino a quel momento.

上昇気流（アセンション）すればするほど、苦しみ、寒気、悪寒（おかん）を味わうようになり、ヒーリングを辞めてしまう程の、精神的に追い詰められた状態、そうですね、医学的には統合失調症（とうごうしっちょうしょう）やうつ病と診断される類（たぐ）いの症状が現れ始めます。

　Più sali, più soffri, i brividi, i brividi. Uno stato di essere mentalmente messo alle strette nella misura in cui smette di guarire di sua spontanea volontà. Bene, inizi ad avere il tipo di sintomi che vengono diagnosticati dal punto di vista medico come schizofrenia o depressione.

　ですから、注意が必要です。
Devi stare attento.

　僕の場合、たまたま読書が好きで、読んだ本に助けられることになりました。その結果を自分の言葉で、ご紹介したいと思います。
　Nel mio caso, mi piaceva leggere e i libri che leggevo mi hanno aiutato. Vorrei introdurre i risultati con parole mie.

過去や未来について思い悩む状態をマインドワンダリングと呼ぶ。
Lo stato di preoccupazione per il passato o il futuro è chiamato mente errante.

　上昇気流（アセンション）が頭蓋（ずがい）の中まで入っていく上昇気流（アセンション）を体験して行った結果、寒気や悪寒、恐怖感や不安感に襲われて、精神的に追い詰められた状態に陥（おちい）って行きました。その結果、目に見えないものを追い求め過ぎている自覚が芽生え、目に見えるものを追い求めるように意識を変えて普段の生活を過ごすようになりました。
　Come risultato dell'esperienza delle correnti d'aria ascendenti (ascensione) che entravano nel cranio, sono stato attaccato da brividi, brividi, paura e ansia e sono caduto in uno stato mentalmente messo alle strette. Di conseguenza, mi sono reso conto che stavo perseguendo troppo il mondo invisibile e ho cambiato la mia coscienza per perseguire il mondo visibile e ho iniziato a trascorrere la mia vita normale.

　そんな中、気が付いたことを記述します。
　Nel frattempo, scriverò quello che ho notato.

今の今まで、過去の記憶が断片的にイメージで現れると、そのことについて永遠と思い出して、あの時こうだったとか、思いを巡らしていました。そういった繰り返し、ループって、実は、目に見えないものを追い求めている姿だったんだ。と気がつくようになり、あっ、目に見えるものを追いかける姿に戻ります。って宣言して戻ってみると、今の今まで、これに苦しめられていたんだって発見があり、過去の記憶って、記憶データであって、そのデータをイメージで膨らませた空想、言い換えるならば妄想なんだって気付きを得たわけです。

　Fino ad ora, quando i miei ricordi del passato apparivano frammentari sotto forma di immagini, li ricordavo per sempre e riflettevo su com'era in quel momento. Mi sono reso conto che una tale ripetizione, un ciclo, era in realtà una forma per perseguire qualcosa di invisibile. Quando ho dichiarato: "Perseguirò il mondo visibile", ho scoperto di essere stato tormentato da questo fino ad ora, ho capito che si trattava di una fantasia gonfia, in altre parole, un'illusione.

　それが、わかると、例えば、宝くじなんかの一等が当選したら、何しようとかいう想像、言い換えるならば妄想も、目に見えないものを追い求め過ぎている姿なんだな。と気付きがあり、そっか、これも、こうあったらいいなっていう未来予想図でしかなくて、結局のところは、過去の記憶の空想や妄想と一緒で、目に見えないものを追い求め過ぎている姿なんだな。って気付きがありました。

　Una volta capito questo, mi sono reso conto che anche solo immaginare cosa avrei fatto se avessi vinto il primo premio della lotteria, per esempio, era una forma per inseguire un mondo invisibile. Mi sono reso conto che anche questa non era altro che una visione del futuro che sarebbe bello se fosse così, e alla fine, era proprio come le fantasie dei ricordi passati, alla ricerca di un mondo invisibile.

正直に言うと、これもかよって気持ちにはなりましたが、目に見えるものを追い求めるように意識を変えて過ごすだけで、かなり意識改革ができるもんなんだな。と思うようになっています。

Ad essere onesti, anche questo mi ha fatto sentire meglio, ma sono arrivato a pensare che solo cambiando la mia coscienza per perseguire ciò che posso vedere, posso cambiare considerevolmente la mia coscienza.

とにかく、今は、目に見えないもの（過去や未来）を追い求め始めたら、目に見えるものを追い求める姿に戻りますと言って。リセットする癖（くせ）をつけていけたらいいな。と思っています。

Ad ogni modo, penso che sarebbe bello se potessi prendere l'abitudine di resettare dicendo che perseguirò il mondo visibile una volta che inizierò a perseguire il mondo invisibile (passato e futuro).

しかし、目に見えるものを追い求める姿に戻っても解決できないような、寒気、悪寒、恐怖感、不安感に陥（おちい）ってしまった場合のためにも、知っておいてほしいことがあります。

Nel caso ti ritrovi con brividi, brividi, paure e insicurezze che tornare alla tua ricerca del mondo visibile non ti aiuterà, ecco cosa devi sapere.

それが、これ。
questo.

薬指の秘密。リラックス法。体を脱力させる方法です。
Il segreto dell'anulare. metodo di rilassamento. È un modo per rilassare il tuo corpo.

手にある五本の指には、おのおの使い方や意味が存在しています。そのことを引用しながらご紹介していきます。
Ciascuna delle cinque dita della mano ha il suo uso e significato. Lo presenterò citandolo.

柳生心眼流（やぎゅうしんがんりゅう）
■手の指の話、手には筋繊維として三つの流れがある。
一つ目は、親指の流れ、
二つ目は、人差し指と中指の流れ、
三つ目は、薬指と小指の流れ。
〜それそれの指の意味〜
・親指：強い力、親指は最後に頼りなさい。
（力を伝えたい時だけ使うイメージ）
・人差し指：伸ばす力
・中指：回転の指、中指を中心にして回すと手は回りやすくなる。
・薬指：交感神経、副交感神経が通っているのは薬指だけ。敏感（びんかん）。一番感覚が鋭（するど）い。
・小指：子供は家を纏（まと）める：鎹（かすがい）：小指で握ったらまとまる。

Yagyu Shinganryu
▪ Parlando delle dita della mano, ci sono tre flussi di fibre muscolari nella mano.
Il primo è il flusso del pollice,
Il secondo è il flusso del "dito indice" e del "dito medio",
Il terzo è il flusso dell'anulare e del mignolo.
〜Il significato di ogni dito〜

・Pollice: una forza forte, affidati al pollice per ultimo. (Usa solo quando vuoi trasmettere potenza)
・Dito indice: potere di estendere
・Dito medio: girare la mano attorno al dito medio rende più facile girare.
・Anulare: solo l'anulare ha nervi simpatici e parasimpatici. sensibile. Il più sensibile.
・Mignolo: i bambini uniscono la famiglia: se lo tieni con il mignolo, sarà unito.

引用元：武術格闘家 菊野克紀 の 誰ツヨDOJOy
https://www.youtube.com/watch?v=8H6LtISZ8Bw

僕は、格闘家ではないため、人を殴ることは無いですが、指の意味や、指の使い方に興味があって、どんなことにでも転用できそうな気がしたので、自分なりに研究を始めています。その中で、少し、わかってきたことをご紹介しておきます。

　Non sono un artista marziale, quindi non picchio le persone, ma mi interessava il significato delle dita e come usarle. Nel frattempo, ecco alcune cose che ho imparato.

　格闘技などの殴ることを前提とした場合、小指と薬指を握り込む形になるのかなと思います。

　Se la premessa è quella di colpire come le arti marziali. Penso che sarà la forma di stringere il mignolo e l'anulare.

殴ることに重きを置いた形
forma di colpire

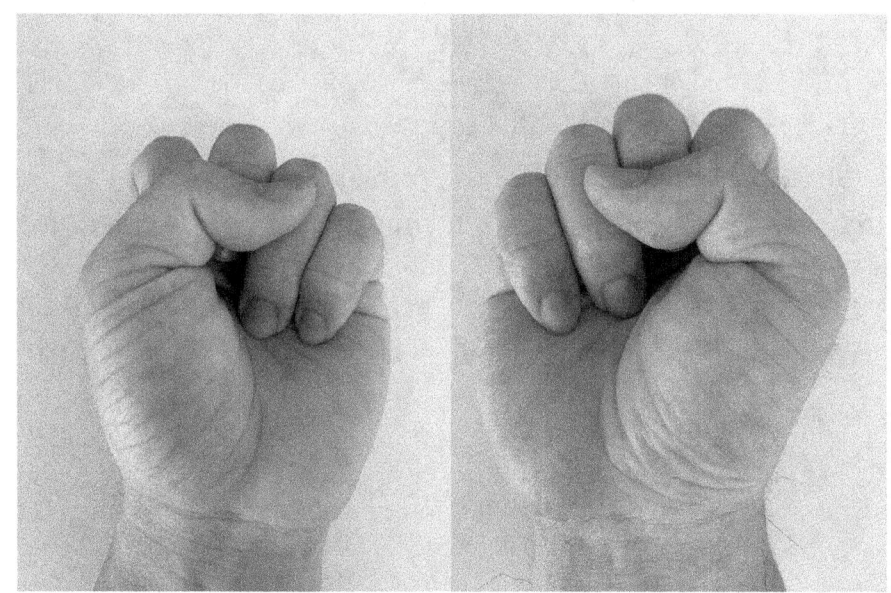

しかし、これでは、小指、薬指にどうしても力（ちから）が入ってしまうため、ウォーキングで試してみると、楽にはなるのですが、ちょっと肩の力（りき）みが発生してしまう気がして、改良を重ねていった結果、握り込まない握り方を編み出しました。ウォーキング専用です。

　Tuttavia, questo forzerà inevitabilmente il mignolo e l'anulare. Se lo provi mentre cammini, sarà più facile, ma sento che causerà un leggero sforzo alle tue spalle. A seguito di ripetuti miglioramenti, abbiamo escogitato una presa che non afferra.

握り込まないグー
forma non afferrante

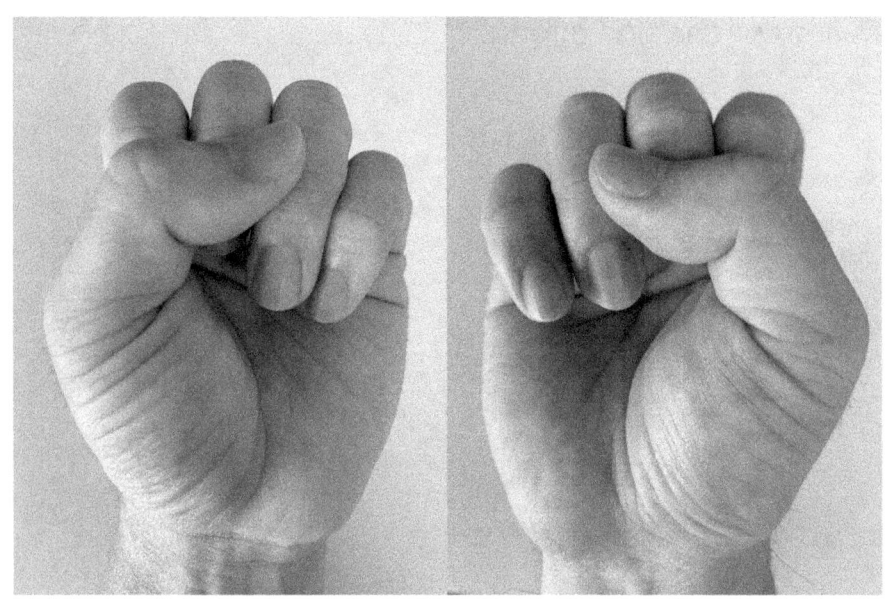

重要になるのが、親指を薬指に軽く触れるような感覚で、軽く添えるようなイメージで、握（にぎ）り込まないように、力（りき）まないようにすることが重要です。
　L'importante è sentire il pollice che tocca leggermente l'anulare e avere l'immagine di toccarlo leggermente, senza sforzarsi.

それでは、次に、普通の人が普通に役立つ薬指の使い方をご紹介します。それは、薬指の爪に親指の腹を軽く触れるように置きます。力（ちから）は入れずにそのままの状態で過ごします。すると、肩の力は抜けていき、足の指先までぐぃーっと伸びていく感覚を味わい、今まで感じたことないような良好な感覚を味わいます。

　Successivamente, introdurrò come usare l'anulare che la gente comune può usare quotidianamente. Mette il palmo del pollice a toccare leggermente l'unghia dell'anulare. Lascialo così com'è senza alcuno sforzo. Quindi, la tensione nelle tue spalle andrà via e sentirai la sensazione di allungarti fino alle dita dei piedi.

　その効果は覿面（てきめん）です。
　L'effetto è notevole.

発見当初の形
forma originaria di scoperta

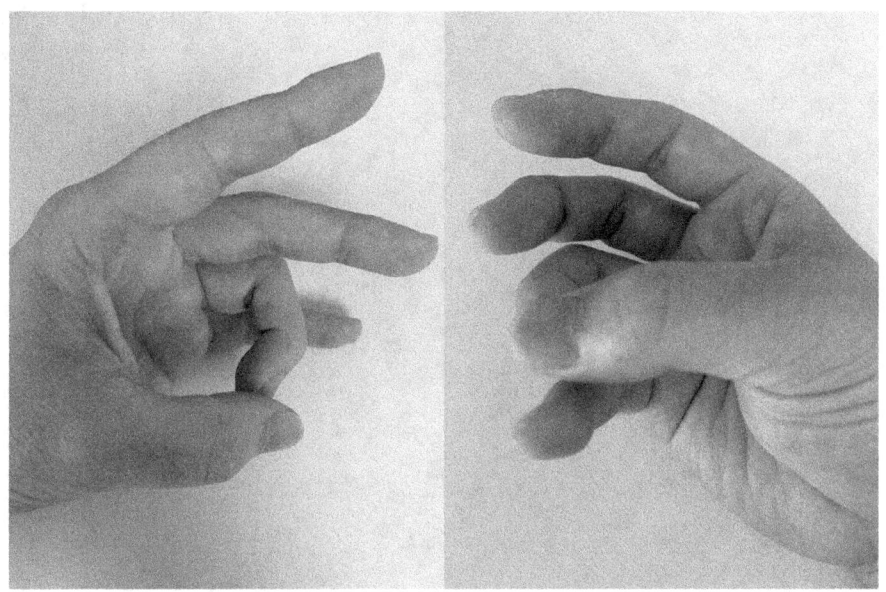

なれてくるとこうなりました。が、しかし、足の指先までぐぃーっと伸びるような感覚は減少して行きます。

　Questo è quello che è successo quando mi sono abituato. Tuttavia, la sensazione di allungamento fino alla punta del piede sta diminuendo.

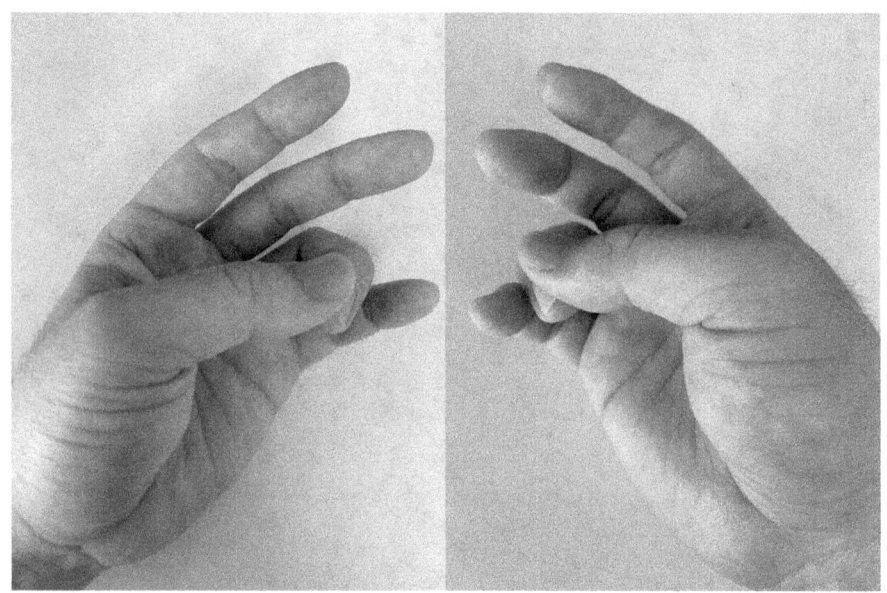

爪に当てずに指の腹同士にすると、反対のことが起こるような気がします。手がジンジンして、手が震えてくる感じ、興奮状態になっている気がします。注意が必要です。

　Sento che accade il contrario quando metto insieme i palmi delle dita invece delle unghie. Mi sento come se le mie mani formichino, le mie mani tremano e mi sento come se fossi in uno stato di eccitazione. Devi stare attento.

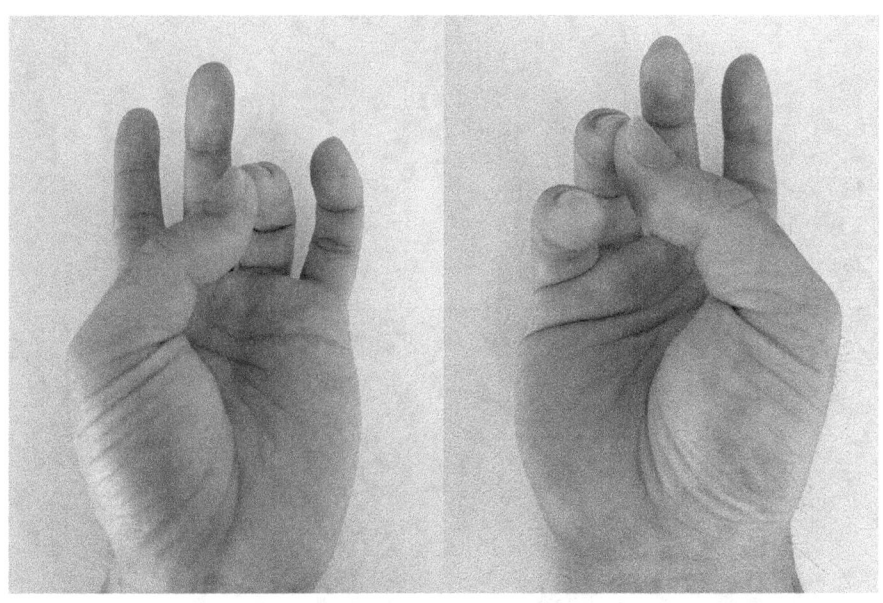

薬指の爪と皮膚に親指を触れるように添えると自然とピースになります。肩と首あたりまで守られているような感覚になりました。

　Se tocchi l'unghia e la pelle dell'anulare con il palmo del pollice, diventerà naturalmente un segno di pace. Mi sentivo come se le mie spalle e il mio collo fossero protetti.

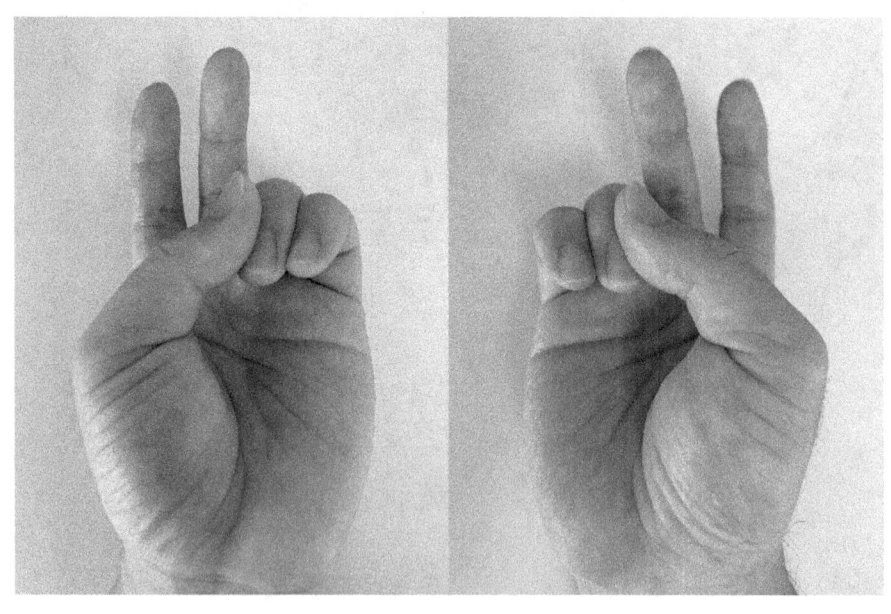

薬指の第一関節に親指の腹の先を軽く当て、親指が薬指の関節を触っている感覚がある状態を作ります。そして、親指の腹を薬指の爪に触れるように軽く置きます。本当に些細な違いですが、感覚的に大きな違いが生まれます。

　Toccare leggermente la punta del palmo del pollice sulla prima articolazione dell'anulare in modo da sentire il pollice toccare l'articolazione dell'anulare. Quindi, posiziona leggermente il palmo del pollice in modo che tocchi l'unghia dell'anulare. È davvero una piccola differenza, ma fa una grande differenza.

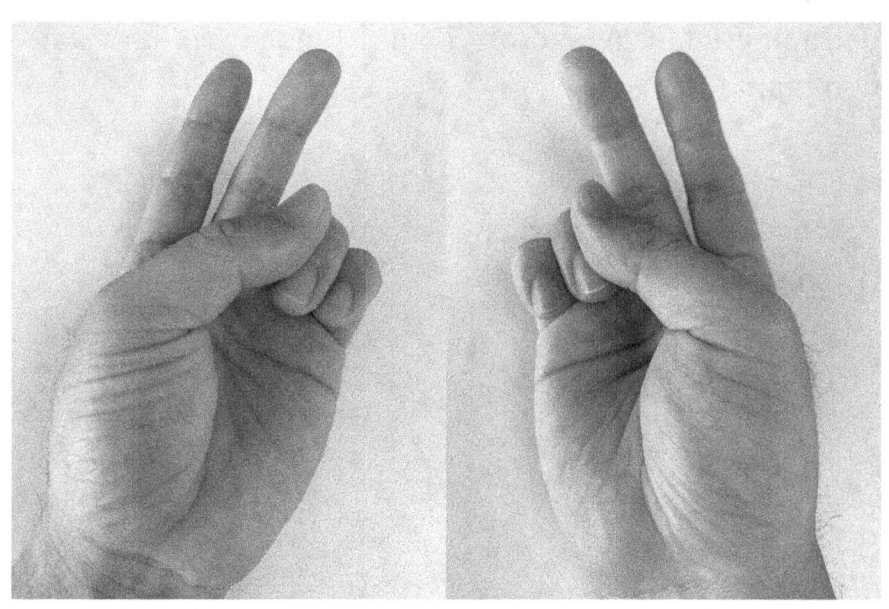

これ、スゴイって感動しています。
Sono così impressionato da questo.

薬指の甲側（こうがわ）に親指の腹（はら）で触れると、全身の力が抜けていき、心まで安定していくような気がしました。副交感神経が優位の状態になっているのではないかと仮説を立てています。また、恐らくですが、薬指の手のひら側に親指の腹（はら）を置くと交感神経が優位の状態に働くのではないかと仮説を立てています。

Quando ho toccato la parte posteriore dell'anulare con il palmo del pollice, ho sentito tutto il mio corpo rilassarsi e la mia mente è diventata stabile. Sto ipotizzando che il sistema nervoso parasimpatico sia in uno stato dominante. Inoltre, forse, ipotizzo che posizionare il palmo del pollice sul lato del palmo dell'anulare faccia lavorare i nervi simpatici in uno stato dominante.

結果がすぐに欲しい場合、この形が有効だと思います。
Penso che questo formato funzioni bene se vuoi i risultati immediatamente.

あと、もう一つ、ご紹介しておきます。
Vorrei introdurre un'altra cosa.

それは、薬指だけ、ほんの少し曲げる方法です。これだけです。これだけですが、意外に効果がある。効果覿面(こうかてきめん)とまではいかなくとも、ゆる〜く結果が出るタイプです。普段の何気無い仕草の中に取り入れるといいんだろうな。と思っています。

È solo un modo per piegare un po' l'anulare. Solo questo. Questo da solo è sorprendentemente efficace. È un tipo che produce risultati lentamente, anche se non è efficace. Sarebbe bello incorporarlo nei soliti gesti casuali.

ナチュラルにリラックスします。
Rilassati in modo naturale.

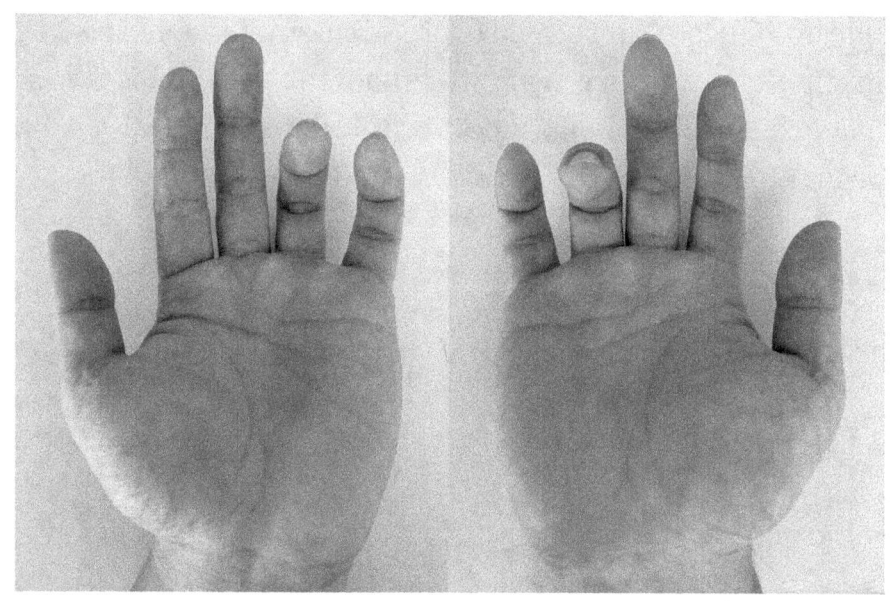

これが、薬指の秘密。リラックス法。体を脱力させる方法です。本当に困った時に思い出してみてください。

　Questo è il segreto dell'anulare. metodo di rilassamento. È un modo per rilassare il tuo corpo. Per favore, cerca di ricordare quando sei davvero nei guai.

そんな中でも、教えの享受（きょうじゅ）は行われていきました。籠目（かごめ）の話や、閻魔（えんま）の話、膨大な情報量の啓示（けいじ）を受け、あまりの恐怖にメモを読む気さえ起こらない苦しみ、不安、恐怖を体験して、今でもそのメモを読もうとは思えません。

Anche così, il godimento degli insegnamenti è continuato. La storia di Kagome, la storia di Enma e la rivelazione di un'enorme quantità di informazioni, ero così spaventata che non avevo nemmeno voglia di leggere il promemoria.

閻魔（えんま）の意味
Che cosa è Enma

見目麗（みめうるわ）しい、王冠（おうかん）、王妃（おうひ）、生命の実を授けられた者がたどる軌跡（きせき）。えんま、漢字にすると妙（みょう）に恐ろしくなりますが、本当の意味は、閻魔（みめうるわしい、度を越して一つのことに熱心な人）と言う意味となります。

Una bella traiettoria seguita da corone, regine e quelle elargite con il frutto della vita. Enma è stranamente spaventoso quando scritto in kanji, ma il suo vero significato è Enma (una bella persona che è estremamente entusiasta di una cosa).

そう言った意味も加味してお読み頂ければ幸いです。
Ti sarei grato se potessi leggerlo nel senso di quanto ho detto.

籠目（かごめ）の意味
Che cosa è Kagome

　籠目（かごめ）、文字にすると籠（かご）の目となります、平たく言うと六芒星（ろくぼうせい）です。三角形と逆三角形が交差した絵図柄（えずがら）を意味します。簡略的に伝えると光の図です。

　Kagome, se lo scrivi, saranno gli occhi del canestro, e se lo dici in modo piatto, sarà un esagramma. Significa uno schema di immagine in cui un triangolo e un triangolo capovolto si intersecano. In parole povere, è un diagramma di luce.

籠目（かごめ）と呼ばれる六芒星をクローズアップ。
Un primo piano di una stella a sei punte chiamata Kagome.

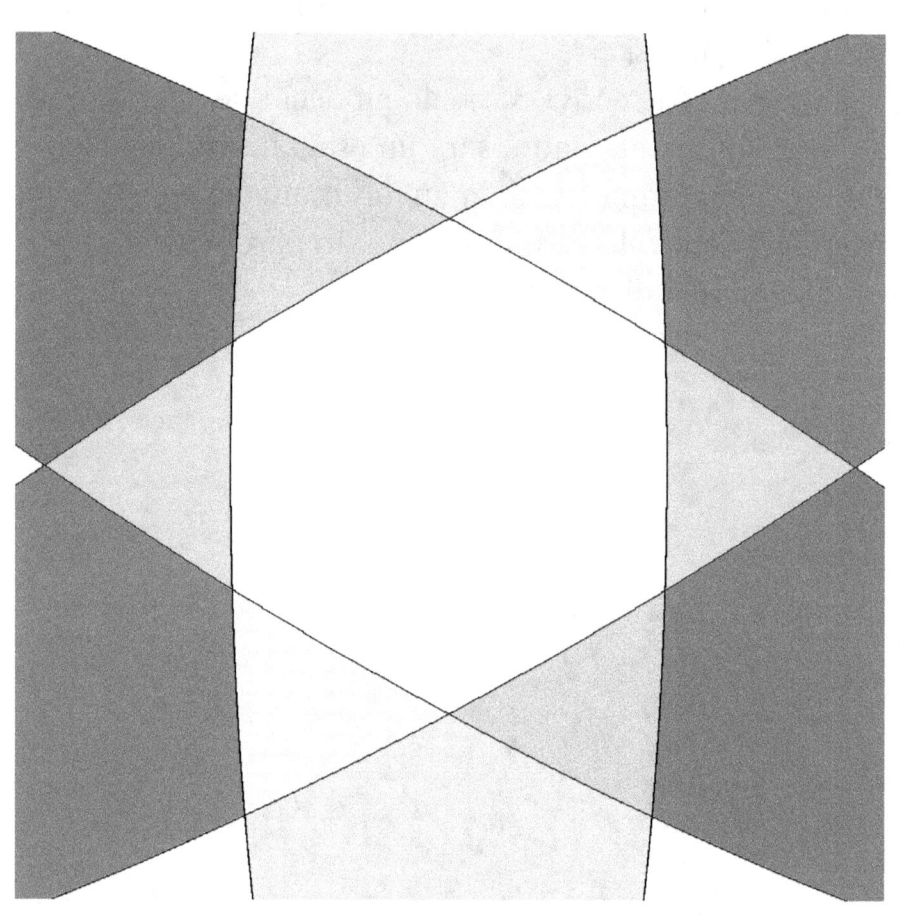

しかし、希望もあって、そんな酷（こく）な中でも、目には見えない感覚で感じる、世界も実在していて、やり方を間違えると、寒気や悪寒、さらには恐怖や不安を覚えるような苦しみを味わいます。

Tuttavia, c'è anche speranza e, anche in un ambiente così duro, c'è un mondo reale che puoi sentire con i tuoi sensi. Se lo fai male, sperimenterai brividi, persino paura e ansia.

しかし、やり方さえ間違わなければ至福（しふく）と言いますか、極楽と言いますか、頭と心が共存する感覚とでも言いましょうか、心（ハート）と頭（マァーラ）が共存している感覚、体は脱力していて尚且（なおか）つ幸福感、至福感を味わい。天上の喜びを味わっているような様（さま）となりました。

Tuttavia, se non commetti un errore, puoi chiamarlo beatitudine, paradiso, o la sensazione di pensare e mente che coesistono, o la sensazione di mente e pensiero che coesistono. Il corpo è sciolto eppure puoi provare felicità e beatitudine. Mi sentivo come se stessi godendo della gioia celeste.

その感覚を味わった時、これだ、これだ、これを味わっていたんだ。これを味わうためにアセンションを日々続けて来てたんだ。と弱気になっていた精神状態から回復して行く様（さま）を体感しています。

　Quando ho avuto quella sensazione, stavo sperimentando questo, questo, questo. Per assaporare questo, ho continuato la corrente d'aria in aumento (ascensione) ogni giorno. Mi sento come se mi stessi riprendendo dallo stato mentale che era ribassista.

　しかし、ここで、重要になってくることがあります。理由はとかくわかりませんが、上昇気流（アセンション）を続けて行った結果、上昇気流（アセンション）依存症とも言えそうな状態へと移行していきます。

　Ma qui è dove le cose diventano importanti. Non conosco il motivo, ma come risultato della continuazione della corrente ascendente, mi sposterò in uno stato che si può dire sia una dipendenza da corrente ascendente (ascensione).

　そうなってくると、自分の意思とは関係なく、上昇気流（アセンション）が立て続けに起こっていき、昼夜を問わず起こり狂うようになっていきます。こうなってくると、自分では手に負えないと判断してしまい病院を頼るようになっていきました。

　Quando ciò accadrà, indipendentemente dalla tua volontà, la corrente ascendente (ascensione) si verificherà in rapida successione e sarà pazzesca indipendentemente dal giorno o dalla notte. Quando è successo, ho deciso che non potevo gestirlo da solo e ho iniziato a fare affidamento sull'ospedale.

しかし、これには注意が必要です。お医者様は上昇気流（アセンション）体験をしたことない人達です。僕がいくら訴えても、頭のおかしいヤツにしか思いません。すぐに薬と療法に専念する話を持ちかけて来ます。僕は思いました。

Ma fai attenzione con questo. I medici sono persone che non hanno mai avuto un'esperienza di ascensione. Non importa quanti sintomi mi lamento al dottore, loro pensano a me come a un pazzo. Il medico le chiederà di concentrarsi sulla terapia farmacologica.

自分に対して次のことを問いかけます。
Mi sono chiesto:

あなたはアセンションを他人に理解出来るほどの説明力を持っていますか？僕の答えはNOでした。ですので、医者に頼っても答えは導き出されません。辛抱（しんぼう）強く自らの体と対話して対処法を構築して行くしか方法はございません。

Sei abbastanza descrittivo da rendere l'Ascensione comprensibile agli altri? La mia risposta è stata NO. Pertanto, anche se ti affidi al medico, la risposta non sarà derivata. Non c'è altro modo che interagire pazientemente con il proprio corpo e costruire un metodo di coping.

しかし、現代であれば、その対処法は書物を通じて知り得ることができます。対策は可能ですし、少し良くなって、あの方法は正しいかどうかを検証していき、して良い方法と、

してはならない方法の分別をつけて行くと、次第に答えが見えて来たりします。

　Tuttavia, nei tempi moderni, puoi imparare come affrontarlo attraverso i libri. Sono possibili contromisure. Dopo che sarà leggermente migliorato, verificherò se quel metodo è corretto. Se fai una distinzione tra ciò che dovresti fare e ciò che non dovresti fare, troverai gradualmente la risposta.

　僕の場合、運良く本に恵まれ、運良く自分の生活パターン、思考パターン、行動パターンを検証することが出来ました。そういったことができるようになってくると、それまでの苦しみや寒気や悪寒や恐怖や不安などを少しづつ軽減できるようになり、冷静さを取り戻すに至（いた）りました。

　Nel mio caso, fortunatamente, sono stato benedetto con i libri e fortunatamente sono stato in grado di verificare il mio modello di vita, il mio modello di pensiero e il mio modello di comportamento. Una volta che sono stato in grado di farlo, sono stato in grado di ridurre gradualmente il dolore, i brividi, la paura e l'ansia che avevo provato fino ad allora, e ho riacquistato la calma.

そして、わかってきたことがございます。どうやら、片方だけを上昇させると、閻魔［えんま］（王冠、豆）の判断によって、苦しみがもたらされ、寒気や悪寒、恐怖や不安が、表面化して苦しみを味わうようになっているようです。

E ho imparato qualcosa. Apparentemente, se solo uno dei due sinistri e di destra viene sollevato, la sofferenza sarà portata dal giudizio di Enma (corona, fagiolo), e brividi e brividi, paura e ansia verranno a galla e sperimenteranno la sofferenza.

片方だけではなく、両方を上昇させれば、なぜだかわからないですが、極上の至福、極楽を味わえるようになっているようです。

Non so perché, ma se sollevo entrambi i lati invece di uno solo, sembra che io possa godere della beatitudine e del paradiso finali.

が、しかし、これからも検証は必要だと自認しながら評価すると、極楽と地獄は表裏一体となっていて、その者の持つ思考パターン、行動パターン、生活パターンによって、どちらにも転び得るようになっていると言うことだけ見えてきました。

Tuttavia, quando lo valuto ammettendo che devo ancora verificarlo, paradiso e inferno sono due facce della stessa medaglia. A seconda del modello di pensiero, del comportamento e del modello di vita della persona, è possibile cadere in entrambe le direzioni.

僕が今、得ている、思考パターンを説明します。**目に見えないものを追いかけるようになったら、そのことにいち早く気づいて、目に見えるものを追いかける姿に戻ります。**と自らに宣言することです。

Spiegherò lo schema di pensiero che sto ottenendo in questo momento. Se inizi a inseguire qualcosa di invisibile, dovresti essere il primo a notarlo e dichiarare a te stesso: "Tornerò a inseguire qualcosa di visibile".

これにより、過去の記憶に紐付（ひもづ）いた空想や妄想から脱却（だっきゃく）できます。また、反対のありもしない未来の空想や妄想からも脱却できます。

Questo ti permette di sfuggire alle fantasie e alle delusioni associate ai ricordi passati. Puoi anche sfuggire alle fantasie e alle delusioni del futuro opposto inesistente.

これは今は仮説ですが、いたずらに至福を望み、妙な空想や妄想をすることなく、ありのままの至福を味わい、腹八分目の極楽を享受できるようになるのではないかと考えているわけです。おそらく、その一線を越えると、苦しみや、寒気や悪寒、恐怖や不安を味わうようにできているのかもしれません。

Questa è solo un'ipotesi, ma penso che potremo goderci il paradiso al 100% godendoci la beatitudine così com'è, senza desiderarla inutilmente e senza strane fantasie e delusioni. Forse siamo progettati per provare sofferenza, brividi e brividi, paura e ansia quando oltrepassiamo quella linea.

とりあえず、そう言うことが、少しわかってきたので、ご報告と説明をさせていただきます。

Per il momento, sono arrivato a capirne un po', quindi riferirò e spiegherò.

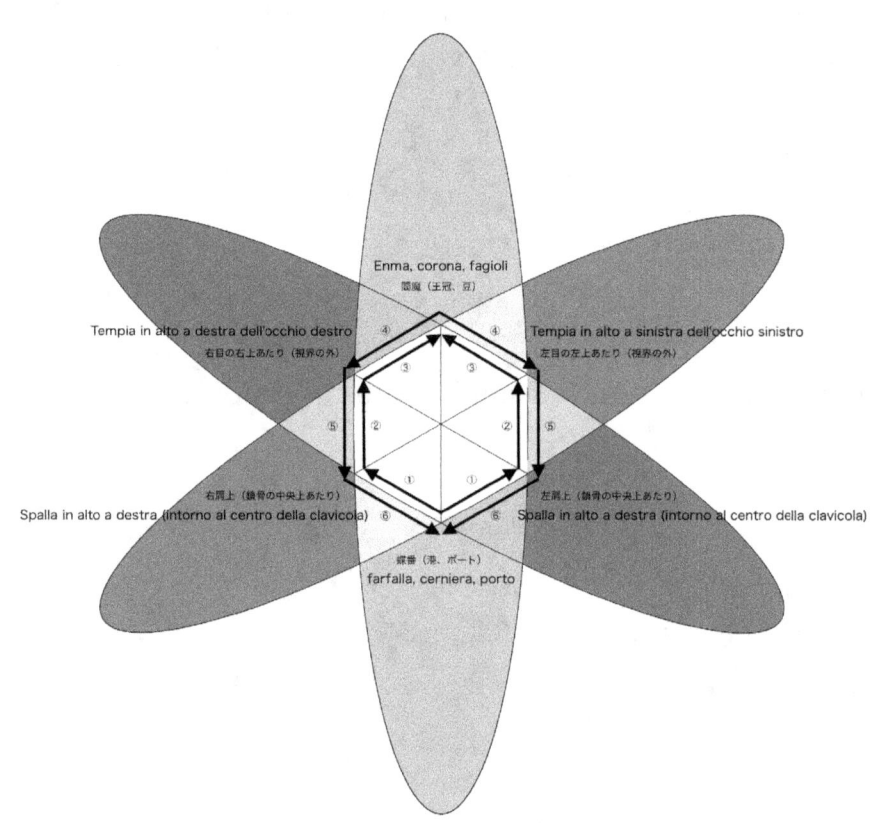

蝶番［ちょうつがい］部分（港やポートと書かれている部分）が出発点です。そして、左右の航路（こうろ）を同時にたどって行き、閻魔［えんま］部分（王冠、豆）と呼ばれる目的地に進んで行きます（数字表記で言う1、2、3を順に左右同時にたどっていきます）。

La parte "cerniera" (la parte in cui è scritto il porto) è il punto di partenza. Quindi, seguono contemporaneamente il percorso sinistro e destro e procedono verso la destinazione denominata parte "Enma" (corona, fagiolo) (1, 2, 3 in notazione numerica sono seguiti contemporaneamente a sinistra e a destra in ordine).

これにより、ハートのエネルギーが頭のエネルギーへと意図的に上昇して行きます。そして、てっぺんまで行くと閻魔の判断を待ちます。閻魔の判断が出たら、左右の航路を同時にたどっていき、蝶番部分（港、ポート）へと戻って行きます（数字表記で言う4、5、6を順に左右同時にたどっていきます）。

Questo sposta intenzionalmente l'energia del cuore nell'energia della testa. E quando raggiungi la cima, aspetti il giudizio di Enma. Quando viene presa la decisione di Enma, segui contemporaneamente i percorsi sinistro e destro e torna alla parte del cardine (porta) (4, 5, 6 in notazione numerica sono seguiti contemporaneamente a sinistra e a destra in ordine).

これにより、頭のエネルギーがハートのエネルギーへと意図的に下降して行きます。そして、極上の至福や極楽を味わうようになるのです。この方法を過（あやま）つと、苦しみ（寒気、悪寒、恐怖、不安）に変わるので注意が必要です。
　Questo fa sì che l'energia della testa discenda intenzionalmente nell'energia del cuore. Allora sperimenterai la beatitudine e la beatitudine suprema. Se non segui questo metodo, si trasformerà in sofferenza (brividi, brividi, paura, ansia), quindi fai attenzione.

　あっ、そうそう、蝶番（ちょうつがい）の部分（港、ポート）。その位置がどこにあるのか、これは、私の主観でお話をします。このままの書き方ではハートの中心のように取られてしまいかねません。心房（しんぼう）や心臓（しんぞう）と、とらえられがちかと思います。
　Ah, esatto, la parte della cerniera (porta). Parlerò di dove questa posizione si basa sulla mia soggettività. Se lo scrivi così com'è, può essere ricevuto come il centro del tuo cuore. Penso che ci siano alcune persone che hanno pensato che fosse il cuore.

　が、しかし、私の感覚では、ちょっと上の方なんですね。
　Tuttavia, la mia sensazione è che esista un po' più in alto del cuore.

　感覚で感じる感覚が蝶（ちょう）みたいな感覚があるため蝶番（ちょうつがい）と表現して進めさせていただいています。

Poiché la sensazione che provo con i miei sensi è come una farfalla, la esprimo come un cardine.

医学的な臓器（ぞうき）で説明すると、心臓の上あたりにある胸腺（きょうせん）なのではないかと私はとらえています。

In termini di organi medici, credo che sia il timo situato sopra il cuore.

実際、目では確認できないところに、おもしろみがあります。

Il suo aspetto, che non può essere visto ad occhio nudo, suscita interesse.

また、閻魔［えんま］（王冠、豆）の部分。その位置がどこにあるのか、これも、私の主観でお話をします。王冠って表現すると、頭蓋骨（ずがいこつ）の頭頂骨（とうちょうこつ）と頭頂骨をつなぐ矢状縫合（しじょうほうごう）された広範囲な部分を連想されるかもしれないと思ったため、豆とも表現しています。

Enma (corona, fagiolo) parte. Parlerò anche di dove si trova quella posizione dal mio punto di vista soggettivo. Ho pensato che la corona potesse essere associata all'ampia area del cranio che viene suturata sagittale tra le ossa parietali del cranio, quindi l'ho espressa anche come un "fagiolo".

豆は、上昇気流（アセンション）を続けていって、苦しみ抜いた先に現れ出でます。言葉では、まったく説明がつかないため、医学的な表現で説明すると、頭蓋骨（ずがいこつ）にある前頭骨（ぜんとうこつ）と左右の頭頂骨（とうちょうこつ）との間にある縫合（ほうごう）を冠状縫合（かんじょうほうごう）と呼びます。

　I fagioli continuano a salire (ascensione) e appaiono alla fine della loro sofferenza. Le parole non possono spiegarlo affatto, quindi in termini medici, la sutura tra l'osso frontale e le ossa parietali sinistra e destra nel cranio è chiamata sutura coronale.

　その冠状縫合（かんじょうほうごう）と矢状縫合（しじょうほうごう）が交わるポイントを豆の位置、閻魔［えんま］（王冠、豆）の位置と表現させて進めさせていただきます。
　Il punto in cui la sutura coronale e la sutura sagittale si intersecano è espresso come la posizione del fagiolo, o la posizione di Enma (corona, fagiolo).

　これも胸腺（きょうせん）と同様で、実際、目では確認できないところに、おもしろみがあります。
　Questo è anche simile al timo, e il suo aspetto, che non può essere visto ad occhio nudo, suscita interesse.

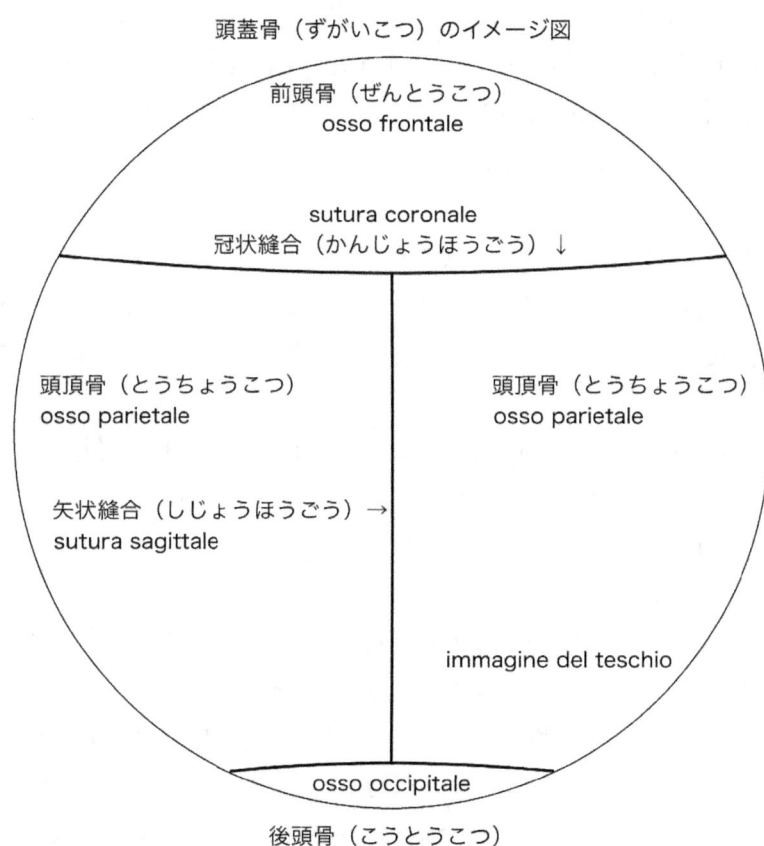

また、閻魔（えんま）と呼ぶ理由は、その王冠、豆の存在の判断を待（ま）つ行為（こうい）が、その昔読んだ西遊記やドラゴンボールなどに出てくる閻魔の絵図柄（えずがら）に酷似（こくじ）していたため、そう呼ばせていただいています。

　Inoltre, il motivo per cui si chiama Enma è perché l'atto di attendere il giudizio sull'esistenza della corona e dei fagioli è molto simile all'immagine di Enma che appare in Viaggio in Occidente e Dragon Ball, che ho letto a lungo fa.aumentare.

　蝶番［ちょうつがい］（胸腺（きょうせん））から順をなして生命エネルギーが列を成して並んで昇（のぼ）っていく姿に、その物語たちが連想されて、よく似ていると思いました。

　Ho pensato che la storia fosse sovrapposta all'energia vitale che sale in ordine dal cardine (timo) in fila, ed era molto simile.

　また、この呼び名は個人的主観であって、別の呼び名であってもいいと思っています。頭のてっぺんのことを最後の審判と呼ぼうが、胸の中心のことを港から出る箱舟と呼ぼうが、呼び名は、なんでもいいと思います。

　Inoltre, penso che questo nome sia una soggettività personale e potrebbe essere un altro nome. Sia che tu chiami la sommità della tua testa il Giudizio Universale o il centro del tuo petto l'Arca che naviga fuori dal porto, penso che tu possa chiamarlo in qualsiasi modo.

重要なのは、胸腺（蝶番、港、ポート）のエネルギーを左右両方から昇らせて、頭のてっぺん（閻魔、王冠、豆）の判断を待ち、判断が出てから、そのエネルギーを左右両方へと降ろしていき、故郷（ふるさと）でもある胸腺（蝶番、港、ポート）へとエネルギーを戻します。

　L'importante è far salire l'energia del timo (cerniera, porta) sia da sinistra che da destra, e attendere il giudizio della sommità della testa (Enma, corona, fagiolo). Dopo aver preso una decisione, lascia che l'energia scenda sia a sinistra che a destra. Quindi restituisce l'energia alla sua casa, il timo (cerniera, porta).

　このことをポートランドやユートピアと呼んでも差し支（つか）えはないと自負（じふ）しております。また、呼び名について決め込まない方が後の人の世に栄光を与えるのではないかと考えています。

　Penso che sia sicuro chiamarlo Portland o Utopia. Inoltre, penso che darebbe gloria al mondo delle generazioni successive se non decidessimo un nome fisso.

こんなことを考えてるから、**目に見えないものを追い求めている姿となり、そのことに気が付いたならば、今こそ目に見えるものを追いかける姿に戻ります。**と、この文章を執筆しながら、宣言させていただきます。

　Perché sto pensando a questo, sono nella forma di perseguire qualcosa di invisibile. Una volta che te ne rendi conto, ora è il momento di tornare a inseguire ciò che puoi vedere. Farò una dichiarazione mentre scrivo questa frase.

　このやり方であれば今のところ、問題なく極上の至福と言いますか、極楽を味わえています。とりあえず、安心している様子です。

　Con questo metodo, puoi goderti la migliore felicità e paradiso senza problemi finora. Per il momento, mi sento al sicuro.

この記事を公開に踏み切った理由は、クリスタルヒーリングなどの上昇気流（アセンション）を助長させるヒーリングを学んで日々実践している人で、尚且（なおか）つ、上昇気流（アセンション）を体験していて、上昇気流（アセンション）依存症的な状況に苦悩している方がいたら、その方の解決策や救済策の一つとなれば、僕みたいに苦しまなくて済むのではないかと考えて公開に踏み切りました。

Il motivo per cui ho deciso di pubblicare questo articolo è che le persone che imparano e praticano la guarigione che promuove l'ascensione come la guarigione con i cristalli ogni giorno, e che stanno sperimentando l'ascensione e stanno sperimentando l'ascensione (Ascensione) Se ci sono persone che soffrono di una dipendenza situazione, ho pensato che se potesse essere una delle soluzioni e dei rimedi per quelle persone, non avrebbero dovuto soffrire come me, quindi ho deciso di renderlo pubblico.

　また、上昇気流（アセンション）と表現せずに、ヨーガの世界ではクンダリーニの上昇と呼ばれていたりもします。ですから、クンダリーニ症候群などでお困りの方の解決策や、救済策となれれば本望です。

　Inoltre, invece di esprimerla come una corrente ascendente, è talvolta chiamata l'ascensione della Kundalini nel mondo dello yoga. Pertanto, è mia sincera speranza che possa essere una soluzione o un rimedio per coloro che sono in difficoltà con la sindrome di Kundalini.

また、これを機に上昇気流（アセンション）に興味が湧（わ）かれた方がいらっしゃいましたら、まず一つ、忠告（ちゅうこく）をさせていただきます。通常、上昇気流（アセンション）を説明されている方は快楽が得られるんだと、主張して勧誘（かんゆう）をしています。または、至福を味わってみないかと誘（さそ）いがかかるかもしれません。

Cogliendo questa opportunità, vorrei dare un consiglio a coloro che sono interessati alla corrente ascensionale (ascensione). Coloro che spiegano la corrente d'aria ascendente (ascensione) stanno sollecitando affermando che possono provare piacere. Oppure potresti essere invitato a concederti la beatitudine.

　が、しかし、注意が必要です。その快楽と引き換えに極上の地獄も用意されています。生死を彷徨（さまよ）う絵図らもようともなりかねないため、正直、上昇気流（アセンション）させる方法を気安く人におすすめする気はございません。

Ma fa attenzione. In cambio di quel piacere, viene preparato anche l'inferno più bello. Ad essere onesto, non mi sento a mio agio nel consigliare il metodo dell'ascensione alle persone perché può essere un'immagine della vita e della morte.

　経験上、おすすめする気にもなれません。
In base alla mia esperienza, non lo consiglierei.

ですから、上昇気流（アセンション）を助長するような、作法を行っていった先には、寒気や悪寒や恐怖感や不安感などを味わってしまい生死を賭（か）けた展望へと誘（いざな）われてしまいます。その地獄を味わってでも極上の至福を味わってみたいと思われる方であれば良いのですが、そうでないのであれば、絶対に手を出さない方が得策です。

　Pertanto, se pratichi modi che promuovono l'ascensione, sperimenterai brividi, brividi, paura e ansia e sarai invitato a una prospettiva di vita o di morte. Se vuoi assaporare l'ultima beatitudine anche se assaggi l'inferno, va bene, ma se non lo fai, è meglio non farsi mai coinvolgere.

　ここは念をおして言っておきます。
　Questo è il mio consiglio.

また、それでも上昇気流（アセンション）体験をしてみたい方がいらっしゃいましたら、地獄を味わう覚悟と、一切の責任はお客様自身にあることをここに明記して進ませていただきます。

　Inoltre, se vuoi ancora sperimentare la corrente d'aria ascendente (ascensione), affermeremo chiaramente che sei pronto a sperimentare l'inferno e che tutta la responsabilità è tua.

　また、その後に起こるお客様の身体への保証は一切致しません。お客様の自己判断で自己責任でお進みくだされればと思います。

　Inoltre, non garantiamo affatto il corpo del cliente. Ti chiediamo di procedere a tua discrezione ea tuo rischio.

　上昇気流（アセンション）させる方法を今回ご紹介しますが、私 Mr. Takashi 2baki は、ご紹介する作法によって生まれる、ありとあらゆる現象に対しての一切の責任を負いません。予めご了承ください。お客様の自己責任でお願いします。

　Ti mostrerò come eseguire una corrente ascensionale (ascensione). Tuttavia, io, Mr. Takashi 2baki, non mi assumo alcuna responsabilità per tutti i fenomeni causati dai metodi introdotti. Per favore, fallo a tuo rischio.

　このことを同意頂けた方のみ、先へお進みください。
　Si prega di procedere solo se si è d'accordo.

まえがき
PREFAZIONE

　※注意事項：上昇気流（アセンション）が頭蓋（ずがい）の中まで起こるようになって来ますと、精神的に朦朧（もうろう）とした状態となります。起きてるのか眠ってるのか、よく判（わか）らない状態となり、瞑想（めいそう）しなくても瞑想している様な状態を体験します。
　*Attenzione: quando la corrente d'aria in aumento (ascensione) raggiunge l'interno del cranio, diventa uno stato di svenimento mentale. Non saprai se sei sveglio o addormentato e sperimenterai uno stato di meditazione anche se non mediti.

　また、上昇気流（アセンション）のやり方を間違えてしまっている場合や、やってはいけない作法をしている状態（思考パターン、行動パターン、生活パターンなど）の場合や、特に初めての体験の場合は、寒気や悪寒や恐怖感や不安感を自ら作り出しやすい状態となっていきます。
　Inoltre, se hai commesso un errore nel modo in cui ascendere, o se stai facendo qualcosa che non dovrebbe essere fatto (modello di pensiero, modello di azione, modello di vita, ecc.), specialmente se lo stai sperimentando per la prima volta, potrebbe provare brividi o è probabile che crei i tuoi sentimenti di paura e ansia.

多感で敏感（びんかん）で些細（ささい）なことにでも反応してしまう体の状態となり、心も体もバランスを崩（くず）しやすい状態になっていく可能性がございます。この状態になりますと特に注意が必要です。

　È possibile che il tuo corpo diventi sensibile e sensibile, reagendo anche a cose banali, e che la tua mente e il tuo corpo diventino facilmente sbilanciati. Particolare attenzione deve essere prestata in questa situazione.

本編 STORIA PRINCIPALE

　これより、上昇気流（アセンション）をスムーズに進めるためのヒーリングの仕方をご紹介します。焦（あせ）らずにゆっくりと進めて行くことを推奨（すいしょう）しております。実際に、お客様が閻魔（えんま）の話にたどり着くまでには幾多（いくた）の年月がかかることになります。僕の話をするとヒーリングを始めて、ちょうど２年と１０ヶ月かかっております。ですので、３年はかかると思っていただいて結構です。

　Da qui, introdurremo come guarire per far avanzare dolcemente la corrente d'aria ascendente (ascensione). Ti consigliamo di procedere lentamente senza fretta. Ci vorranno infatti molti anni prima che i clienti raggiungano la storia di Enma. Dal mio punto di vista, sono passati circa due anni e dieci mesi da quando ho iniziato a praticare la guarigione. Pertanto, va bene pensare che ci vorranno tre anni.

　また、最初の上昇気流（アセンション）が起こるようになるまでにも、幾月（いくつき）か時間がかかります。
　Ci vorranno anche diversi mesi prima che si verifichino le prime correnti ascensionali (ascensione).

僕の場合で、3ヶ月から半年かかっております。ですので、気長に続けて行かれることをおすすめします。

Per me, ci sono voluti dai tre ai sei mesi. Pertanto, ti consigliamo di prenderla con calma e di continuare con pazienza.

また、この時に必要となる力（ちから）が三つほどございます。それは、見えたり聞こえたり感じたりする感覚を抗（あらが）わずに進んで体験していく想像力と。今、この体に何が起きているのかを注意して感じ取り観察して見ていく観察力と。継続（けいぞく）してヒーリングを続けていける並々ならぬ熱意とも呼ばれる熱中力です。この三つがあれば、きっと、たどり着けることでしょう。

Inoltre, ci sono tre poteri che sono necessari in questo momento.
・Immaginazione di provare le sensazioni di vedere, udire e sentire senza resistenza.
・La capacità di osservare e osservare ciò che sta accadendo in questo corpo.
・È un entusiasmo che può essere definito entusiasmo straordinario che può continuare a guarire.
Con questi tre probabilmente puoi raggiungere l'Ascensione.

上昇気流（アセンション）が起こるようになってからは、その現象に、ときめくことになると思います。すっごく初々（ういうい）しく楽しい時期に入って行きますので、いっぱい楽しんであげてください。

Dopo che le correnti d'aria in aumento (ascensione) inizieranno a verificarsi, penso che sarete entusiasti di questo fenomeno. Sarà un momento davvero fresco e divertente, quindi per favore goditelo al massimo.

それでは、基本となるヒーリングを伝授します。
Ora lascia che ti insegni le basi della guarigione.

今回は特別に私が伝授を受けたそのままの原文でご紹介、差し上げます。
Questa volta, introdurrò e ti darò il testo originale che ho ricevuto l'istruzione.

クリスタルヒーリング
GUARIGIONE DEI CRISTALLI

クリスタルヒーリングの伝承者はこう語られました。
Un sostenitore della guarigione dei cristalli ha detto:

あなたの惹（ひ）かれるクリスタル（石）を選んで下さい。そして深い呼吸をして、目を閉じて、その石を私のハートに持っていきます。あなたのハートに両手であてがって下さい。
Per favore scegli il cristallo (pietra) da cui sei attratto. Poi faccio un respiro profondo, chiudo gli occhi e porto la pietra al mio cuore. Metti entrambe le mani sul tuo cuore.

息を吸うときには、石の存在に、どうぞお越（こ）し下さい。と言ってハートに歓迎（かんげい）する気持ちで迎（むか）え入れます。息を吐くときには私がこの石の存在の方に、抱（いだ）く愛と友情を、どうぞ、お受け取り下さい。と言って与えます。

Mentre inspiri, accogli la presenza della pietra nel tuo cuore dicendo: "Entra". Mentre espiro, do a questa pietra l'amore e l'amicizia che ho dicendo: "Per favore, prendilo".

そして、数回呼吸をするごとに、今の気持ちの交流をやります。何度も繰り返すうちにエネルギーが循環しているというのがだんだん感じてきますので、それまで、呼吸をして、気持ちを伝えていきます。
　Quindi, dopo ogni pochi respiri, scambia i tuoi sentimenti attuali. Mentre lo ripeti ancora e ancora, sentirai gradualmente che l'energia sta circolando, quindi fino ad allora, respira e trasmetti i tuoi sentimenti.

で、その石の存在の方を歓迎（かんげい）するのと同じくらい重要で、石に対して、愛の気持ちと、感謝の気持ちを捧（ささ）げるというのは、とても重要なことです。
　Quindi, è altrettanto importante accogliere l'esistenza della pietra, ed è molto importante offrire un sentimento di amore e gratitudine alla pietra.

なぜ、重要かと言いますと、この愛と感謝の気持ちというのは、それによって石が滋養(じよう)を受けるのですね。栄養を受け取ります。愛と感謝の気持ちというのは、地球に対しても大変良いメリットを与えます。栄養を与えることになるのです。

Il motivo per cui è importante è che questo sentimento di amore e gratitudine nutre la pietra. ricevere nutrimento. Anche i sentimenti di amore e gratitudine sono molto benefici per il pianeta. Nutrirà la terra.

その気持ちを持って交流していくと、だんだん、そのエネルギーが大きくなっていきます。そうすると、向こうからもフィードバックして、その都度(つど)に加算されて、その都度(つど)に大きくなっていきます。

Quando interagisci con quella sensazione, l'energia aumenterà gradualmente. Quindi, il feedback dall'altro lato viene aggiunto ogni volta e aumenta ogni volta.

そして、サーキュレーションして大きくなってくると、渦巻状(うずまきじょう)に大きくなってきて、アセンションするためのパターンの一つが出来上がります。まもなく、この石の存在の方と共に瞑想(めいそう)します。そして、その存在と出会って感じていただくというのをやります。

E mentre circola e cresce, cresce come una spirale, creando uno dei modelli per l'Ascensione. Presto mediterete con questo essere di pietra. E lo farò per incontrare e sentire quell'esistenza.

そして、先程のように呼吸しながら、気持ちを伝えて、その都度（つど）エネルギーを受け取り、与えて、それをハートでやっているうちに、だんだん、石の存在がハートの中にきて、ハートの中でイメージを見せてくれることがありますので、それを体験してみて下さい。

Quindi, mentre respiri come prima, trasmetti i tuoi sentimenti, ricevi e dai energia ogni volta, e fallo con il tuo cuore, gradualmente l'esistenza della pietra entrerà nel tuo cuore e nel tuo cuore può mostrarti un'immagine. Provalo.

で、その石の存在のイメージがハートの中で見えてきたら、質問をします。「あなたの本質、性質はどういうものですか？そして、私はあなたと一緒にどういうことを共に生み出していくことが出来ますか？」

Quindi, quando vedi l'immagine dell'esistenza della pietra nel tuo cuore, fai una domanda. "Qual è la tua natura e cosa posso co-creare con te?"

で、その時の石の存在からの返答というのは、何かを見せてくれるかもしれません。何かを見せられるかもしれません。本人の姿という形でイメージを送ってくるかもしれません。あるいわ、お願いします。と言ったら、だんだん、こう景色が変わってジャーニーの旅路に、いろんなところに連れていってくれるかもしれません。

　Quindi, la risposta dall'esistenza della pietra in quel momento potrebbe mostrarci qualcosa. Potresti essere in grado di vedere qualcosa dalla presenza della pietra. Potrebbero inviarci un'immagine nella forma dell'esistenza di quella pietra. In altre parole, se dici "Per favore, per favore", lo scenario cambierà gradualmente e potresti essere portato in vari luoghi durante il tuo viaggio.

　そして、イメージ、もしくは、ヒーリング、感覚でこんな感じってのが来た時というのは、自分でこさえないで、だんだん大きくなるように、もっと見せてください。という感じで、委（ゆだ）ねて、大きく強くさせていってください。そして、起きたことはメモにとると良いでしょう。

　E quando hai un'immagine, o una sensazione di guarigione, quando provi qualcosa del genere, per favore affidale e falla crescere e diventare più forte, con la sensazione che vuoi vedere sempre di più. Ed è una buona idea scrivere cosa è successo.

　それでは、目を閉じて、用意をします。そして、呼吸に集中、石をハートのあたりに置いて下さい。ハーっと息を吐きワークを開始して下さい。

Ora chiudi gli occhi e preparati. Quindi concentrati sul respiro e posiziona la pietra attorno al tuo cuore. Fai un respiro profondo e inizia a lavorare.

瞑想（めいそう）を終わらせる時は、石の存在達に感謝を伝えましょう。感謝が終わったら、ゆっくりと整えてこちらにお戻り下さい。

Termina la tua meditazione ringraziando gli esseri di pietra. Quando hai finito di ringraziare, preparati lentamente e torna qui.

終わったら、忘れないうちにメモをとると良いでしょう。私の本はこのメモから作られています。

Quando hai finito, è una buona idea prendere appunti prima di dimenticare. Il mio libro è fatto da questo promemoria.

今の体験によってハートに良い感覚が来た方はいらっしゃいますか？

C'è qualcuno che ha avuto una bella sensazione nel proprio cuore da questa esperienza?

このハートの中で感じている、良い感覚は、深い自己、ディープセルフが動き出している、その感覚なんです。

La bella sensazione che provi in questo cuore è la sensazione che il tuo sé profondo sia in movimento.

そして、特に重要となるのが、次のヒーリングです。
Di particolare importanza sono le seguenti guarigioni:

深い自己、ディープセルフと出会うというプロセスを行っていただきます。
Attraverserai il processo di incontro con il tuo sé profondo.

深い自己（ディープセルフ）との出会い方
COME INCONTRARE IL TUO IO PROFONDO

クリスタルヒーリングの伝承者はこう語られました。
Un sostenitore della guarigione dei cristalli ha detto:

ハートの中に洞穴（ほらあな）が口を開けているイメージを見てください。洞穴の口から下に下降していくようになります。どんどん下に降りて行って底辺のところまで降りて行ってください。

centro del torace. Immagina l'immagine di una grotta che si apre nel tuo cuore. Inizierà a scendere dalla bocca della grotta. Continua a scendere e scendere fino a raggiungere il fondo.

そして、底辺までたどり着いたら、周りを見渡してください。わずかな光がそこにあります。じーっと見ていると扉が見えてきます。扉を見ているとあなたの名前が書いてあります。その扉が見つかったらノックしてください。扉を開いて中に入ります。

E quando arrivi in fondo, guardati intorno. C'è un po' di luce. Se guardi da vicino, puoi vedere la porta. Il tuo nome è scritto sulla porta. Bussa alla porta quando la trovi. Apri la porta ed entra.

そこに誰かが立っています。あなたの内側の深い自己。この存在と出会いましたら、あなたの愛と友情を提供して差し上げてください。そして、あなたのハートの底辺にある扉を開けてくれてありがとうと伝えてください。

qualcuno è lì in piedi. il tuo io profondo interiore. Offri il tuo amore e la tua amicizia quando incontri questo essere. E dì grazie per aver aperto la porta in fondo al tuo cuore.

そして、その方に質問をします。私に何をお伝えしたいですか？そして、そのことに関して、私には、何ができますか？と聞いてください。

E fai domande. cosa vuoi che dica. E cosa posso fare al riguardo? Ascolta il tuo io profondo.

その後に何が起ころうと、抗（あらが）うことなく委（ゆだ）ねて起こるがままにしてください。

Qualunque cosa accada dopo, non resistere e lascia che accada.

そして、あなたは来た道をたどって、ハートのところまで戻っていき、休憩をしてください。

E segui il modo in cui sei venuto centro del torace. Torna al cuore. E prenditi una pausa.

それでは、石をハートのところまで持ってきてクリスタルヒーリングをする準備をしてください。あなたはハートから洞穴（ほらあな）、下向きな洞穴を下がってあなたのハートの奥底にいる深い自己、ディープセルフと出会います。

Ora porta la pietra al tuo cuore e preparati per la guarigione dei cristalli. Scendi dal cuore nella caverna, la caverna discendente, per incontrare il profondo sé nel profondo del tuo cuore.

それでは、クリスタルヒーリングを開始してください。
Ora iniziamo con la guarigione dei cristalli.

終わりましたら、整えてからこちらへお戻りください。
Quando hai finito, ripulisci la tua mente e torna qui.

洞穴から降りて行って深い自己、ディープセルフと出会えましたか？これこそ私が出来うる中で最も重要なヒーリングだと思います。このことをすることによって、深い自己、ディープセルフが浮上して来て、あなたと一緒に生きていくということができるようになるでしょう。
Hai incontrato il tuo io profondo dopo essere sceso dalla caverna? Credo che questa sia la guarigione più importante che posso fare. In questo modo permetterai al tuo sé profondo di venire in superficie e vivere con te.

自分と深い自己、ディープセルフが実は一つの存在なんだという風に感じることが出来るかもしれません。このかけのない全体像が取れたとき、日常生活の中で深い自己、ディープセルフと共に生きていくことができるようになります。
Potresti sentire che tu e il tuo sé profondo siete in realtà un'unica entità. Quando riuscirai a ottenere questo quadro completo, sarai in grado di vivere con il tuo io profondo nella tua vita quotidiana.

深い自己、ディープセルフと合体して一つになることが必要なんです。大抵の場合、深い自己、ディープセルフとつながったら、自分の手にするということが起こります。
　È importante fondersi e diventare uno con il Sé Profondo. La maggior parte delle volte, quello che succede è che quando ti connetti con il tuo Sé Profondo, ci metti le mani sopra.

　ですけれども、見失うことがあります。そして、戻って来てくれる。そういうことが起こります。
　Ma a volte lo perdi di vista. E il sé profondo tornerà. Succede questo genere di cose.

　もし深い自己、ディープセルフを見失った場合は、また、洞穴（ほらあな）の中に入って行って、また出会うということをしていただければ、また出会うことができます。
　Se perdi di vista il tuo io profondo, puoi ritrovarlo entrando nella caverna e incontrandoti di nuovo.

それでは、次に、普段、僕が行っているヒーリングをご紹介します。これは、先にご紹介したクリスタルヒーリングのクリスタルを外したバージョンのヒーリングとなります。わたくしごとではありますが、ここ２年くらいはこっちのヒーリングをメインに上昇気流（アセンション）を行ってきました。

　Successivamente, introdurrò la guarigione che di solito faccio. Questa è una versione della guarigione con i cristalli che ho introdotto prima, senza i cristalli. Negli ultimi due anni ho fatto l'ascensione principalmente per questa guarigione.

愛と友情のエネルギーの使い方
USARE L'ENERGIA DELL'AMORE E DELL'AMICIZIA

　若き日のあなたにお伝え申します。ハートの中心に両手が重なり合うようにあてがってください。どちらの手が上か下かは、あなたが心地よいと思う方を選んでください。

　centro del torace. Metti entrambe le mani una sopra l'altra al centro del cuore.

　それでは、息をふぅ〜っと吐き出してください。息を吐き出しきったら、素早く息を吸い込み、ゆっくり息を吐き出しながら、自己に内在する存在に伝えていきます。

Per favore espira. Quando hai finito di espirare, inspira velocemente ed espira lentamente mentre comunichi all'esistenza dentro di te.

自己に内在する存在である、
あなた様に愛と友情をささげます。
わたしはあなた様を愛しております。
わたしはあなた様と友達です。
Comunicare all'essere interiore che risiede all'interno del sé.
Ti offro il mio amore e la mia amicizia.
Ti voglio bene
Sono amico di te.

これを息継ぎのたびに繰り返していきます。今のあなたに時間的余裕があるなら、そのまま瞑想をしましょう。
Ripetere questa operazione ad ogni respiro. Se hai tempo adesso, meditiamo così com'è.

※特に瞑想する時間に決まりはありません。あなたの赴（おもむ）くままに心地よいだけ行っていただけたらと思います。
*Il tempo di meditazione è gratuito. Vorrei che tu andassi comodo come vuoi.

ハートの中心より出てまいります、愛と友情のエネルギーの感覚を感じられた方はいらっしゃいますか？または、イメージやビジョン、サウンドやミュージック、動画や物語など、様々な形で何かを見せてくれるかもしれません。

Qualcuno di voi può sentire l'energia dell'amore e dell'amicizia che emana dal centro del suo cuore? Oppure possono mostrarci qualcosa in varie forme, come immagini, suoni o storie.

そんな感覚、感じがきたら、自分でこさえないで、もっと見せてくださいと言うように、あらがわずに進んで体験していきましょう。これは自己に内在する存在が動き出しているその証拠なんです。
　Se ti senti così, non tirarti indietro e vai avanti e sperimentalo come se volessi vedere di più. Questa è la prova che l'essere interiore che è inerente al sé sta iniziando a muoversi.

また、愛と友情のエネルギーの使い方をして起きたことは忘れないうちにメモにとっておきましょう。
　Prendi nota di ciò che è successo durante la meditazione prima di dimenticarlo.

僕の本はこのメモから作られています。
Il mio libro è fatto da questo promemoria.

以上で、ヒーリングのご紹介を終わります。僕は、先にご紹介した、クリスタルヒーリングを約半年間続けたことにより上昇気流（アセンション）体験をしました。アセンションを日本語で言うと上昇気流が体に感じられるレベルで起こったと言えます。

Questo conclude l'introduzione alla guarigione. Come ho introdotto in precedenza, ho avuto un'esperienza di ascensione continuando la guarigione dei cristalli per circa sei mesi. Per descrivere l'ascensione a parole, si può dire che la corrente ascensionale è avvenuta a un livello che può essere percepito nel corpo.

そして、それを飽きずに２年と１０ヶ月続けた結果、本書の最初にご紹介した現象にまで、たどり着くことが出来ました。クリスタルヒーリングを伝授してくれた伝承者様のことを心から感謝しております。

E dopo averlo continuato per 2 anni e 10 mesi senza stancarmi, ho potuto raggiungere il fenomeno introdotto all'inizio di questo libro. Vorrei esprimere la mia sincera gratitudine a coloro che mi hanno insegnato la guarigione dei cristalli.

また、このヒーリングを半年間継続しても上昇気流（アセンション）が起こらなかった場合の対策として一つの呼吸法をご紹介して本編を締（し）めくくらせていただきます。

Inoltre, vorrei concludere la parte principale introducendo un metodo di respirazione come contromisura nel caso in cui non si verifichi una corrente ascendente (ascensione) anche dopo aver continuato questa guarigione per sei mesi.

　この呼吸法は、まだ上昇気流（アセンション）の文字も知らない頃、今から１０年くらい前に、たまたま読んだ本の中にあった呼吸法を実践していた時に起こった不思議体験です。

Questo metodo di respirazione è una strana esperienza che mi è successa circa 10 anni fa quando stavo praticando un metodo di respirazione che mi è capitato di leggere in un libro quando non conoscevo nemmeno la parola per corrente ascendente (ascensione).

　これが、もしや、その後の、上昇気流（アセンション）に関係しているかもしれないと思っての情報提供となります。必ずしも、この呼吸法をしなければ上昇気流（アセンション）できないと言うわけではありません。あくまで、上記に記述したヒーリングを半年間試してみても、なにも起きなかった人用にご提供、差し上げたいと思います。

Questa è l'informazione che penso possa essere correlata alla corrente d'aria in aumento (ascensione) dopo quella. Non significa necessariamente che non puoi ascendere senza eseguire questa tecnica di respirazione. Vorrei offrirlo e darlo a coloro che hanno provato la guarigione sopra descritta per sei mesi e non è successo nulla.

昔、やった呼吸法
METODO DI RESPIRAZIONE

確か、あれは、３０代前半の頃、今｛2022/05/31｝から８年〜１０年くらい前のこと、正確には覚えていません。
　Se ricordo bene, era nei miei primi anni '30, circa 8-10 anni fa, quindi non ricordo esattamente.

　ヨガや自己啓発本のたぐいを読み漁（あさ）っていました、呼吸で体調が変わるみたいな本がいくつかあって、その中のどれかに、息を限りなく長く吐くことに集中した呼吸法があり、ただひたすら、息を長く吐く練習をしていました。
　Stavo leggendo libri di yoga e di auto-aiuto, e c'erano alcuni libri che hanno cambiato la mia condizione fisica respirando. Uno di questi era un metodo di respirazione che si concentrava sull'espirazione per molto tempo, e ho appena praticato l'espirazione per molto tempo.

確か、やり方は、口を半開きにして、舌を上顎（うわあご）につけて、息を少しづつ吐く様にして、吐く時間を少しづつ長くしていく方法でした。

Se non ricordo male, il metodo consisteva nell'aprire la bocca a metà, mettere la lingua sulla mascella superiore, espirare a poco a poco e allungare gradualmente il tempo di espirazione.

初めの頃は４秒吐きを繰り返し、出来る様になってきたら８秒に切り替えて、少しづつ時間を長くしていき、１０秒、１５秒、３０秒、と続けていき、確か、６０秒くらいまで長く吐ける様になって、それをどれくらい繰り返せるか、みたいな挑戦的なことをやっていた時のこと、急に、吐く息と吸う息が同時に起こり、なんじゃこりゃぁって驚（おどろ）きながら面白がって笑っていたことがあったなぁと思い出しました。

All'inizio, ripeti l'espirazione per 4 secondi, quindi passa a 8 secondi quando puoi farlo e aumenta gradualmente il tempo, 10 secondi, 15 secondi, 30 secondi e così via, fino a circa 60 secondi. vomitare per molto tempo e stavo facendo qualcosa di impegnativo per vedere quante volte potevo ripeterlo. Poi, all'improvviso, avvennero contemporaneamente un'espirazione e un'inalazione. Mi sono ricordato che c'è stato un momento in cui sono rimasto sorpreso e ho riso per quello che stava succedendo.

今、やれって言われても出来る気はしませんが、その当時、驚（おどろ）いたのを覚えています。確か、その時、臍

下（へそした）あたりが気持ちよくなっていたなぁと思い返します。

Non credo di poterlo fare ora, ma ricordo di essere stato sorpreso in quel momento. Ricordo che in quel momento la zona sotto il mio ombelico si sentiva bene.

今から思うと、あれって、もしかしたら、その後に起こる上昇気流（アセンション）体験に一役かってたんじゃないのかなぁ、と、今更（いまさら）ながらに思い始めています。

Ripensandoci ora, comincio a pensare che forse ha giocato un ruolo nell'esperienza della corrente ascensionale (ascensione) che sarebbe seguita.

特に科学的な根拠はありませんが、もしかしたら、っと思っての情報提供となります。

Non ci sono basi scientifiche per questo, ma fornirò informazioni per ogni evenienza.

それでは、これをもって、本編を締（し）めくくらせていただきたいと思います。拝読（はいどく）頂き誠にありがとうございました。あなた様に光のある日が訪れることを心からお祈りしております。ではでは。

Con ciò vorrei concludere questo volume. Grazie mille per aver letto. Prego dal profondo del mio cuore che un giorno luminoso venga da te.

引用・参考文献一覧
ELENCO DELLA LETTERATURA

素直な心になるために（著者）松下幸之助
Diventare un cuore obbediente (Autore) Konosuke Matsushita

人間を考える（著者）松下幸之助
Thinking about Humans (Autore) Konosuke Matsushita

復職後再発率ゼロの心療内科の先生に「薬に頼らず、うつを治す方法」を聞いてみました 亀廣 聡（著）夏川 立也（著）
Ho chiesto a un medico psicosomatico che ha un tasso di recidiva zero dopo essere tornato al lavoro, "Come curare la depressione senza fare affidamento sulle droghe" Satoshi Kamehiro (Autore) Tatsuya Natsukawa (Autore)

武術格闘家 菊野克紀 の 誰ツヨDOJOy
Il combattente di arti marziali Katsunori Kikuno è Tsuyo DOJOy
https://www.youtube.com/watch?v=8H6LtlSZ8Bw

良い音は、良い姿勢、良い呼吸でつくられる（著者）眞々田昭司

Un buon suono si ottiene con una buona postura e una buona respirazione (Autore) Shoji Mamada

Special Thanks : ロバート・シモンズ
Un ringraziamento speciale: Robert Simmons

作者について
CIRCA L'AUTORE

　西暦1981年に日本に生まれ、つばきたかしと命名される。高校を卒業と同時に上京して電気技術者になる。途中でプログラミングに目覚めプログラマーに転身しIT企業に転職をする。インターネットが完全に普及したタイミングで故郷に移住して地元の企業に転職する。転職に転職を重ねていく間に好きなことを仕事にするというビジョンに触れ勢い良く整っていくネットビジネスの環境を鑑みて一念発起して自作自演のミュージシャンになる。しかし、思ったような成果が出ず、流れが変わって、大好きな天然石をビジネスにしようと考えて、プランBとして天然石shopを始める。そうこうしているうちに、運が巡り廻ってきてクリスタルヒーリングの伝承者に直接会う機会を得て、直々にクリスタルヒーリングを伝授される。それ以来、執筆活動をしています。

　Nato in Giappone nel 1981 d.C. e chiamato Takashi 2baki. Dopo essersi diplomato al liceo, si è trasferito a Tokyo per diventare ingegnere elettrico. Mi sono svegliato con la programmazione lungo la strada e sono passato a programmatore e ho cambiato lavoro in un'azienda IT. Nel momento in cui Internet sarà diventato completamente popolare, mi trasferirò nella mia città natale e cambierò lavoro in un'azienda locale. Cambiando più volte lavoro, è entrato in contatto con l'idea di fare ciò che gli piace come lavoro e, vista l'ambiente imprenditoriale di Internet, in rapido sviluppo, ha deciso di diventare un musicista autoprodotto. Tuttavia, non ha ottenuto i risultati che si aspettava e la tendenza è cambiata, quindi ha deciso di trasformare la sua pietra naturale preferita in un'attività e ha avviato un negozio di pietre naturali come Plan B. Mentre lo facevo, la fortuna è arrivata e ho partecipato a un seminario sulla guarigione dei cristalli e mi è stato insegnato la guarigione dei cristalli. Da allora mi occupo di scrittura.

Sig. Takashi 2baki

https://note.com/mr_takashi_2baki/

おまけ SERVIZIO

　ひとえに両方を上昇させるといっても様々な上昇のさせ方が現れてきます。僕の場合、心の虫の音と言いますか、スピリットガイドと言いますか、うちなる声、自己に内在する存在の声、うちなるガイダンスに従った形で上昇の仕方が日々変わってきています。そのことを踏まえた上で、その中でも良かったなぁ。と思える上昇パターンをご紹介します。

　Anche se rilanci entrambi, ci sono vari modi per rilanciare. Nel mio caso, il suono degli insetti nel mio cuore, la mia voce interiore, la voce dell'essere che è inerente a me stesso e il modo in cui mi alzo secondo la mia guida interiore stanno cambiando giorno dopo giorno. Con questo in mente, vorrei introdurre uno schema che ritengo buono.

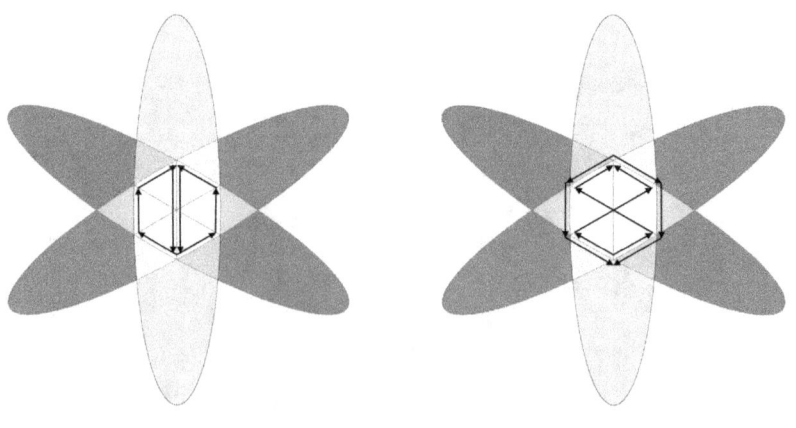

また、良きことがあった日の上昇の仕方も記述します。
Descriverò anche come alzarsi quando c'era una cosa buona.

参考資料となれば幸いです。
Spero che possa essere utile come materiale di riferimento.

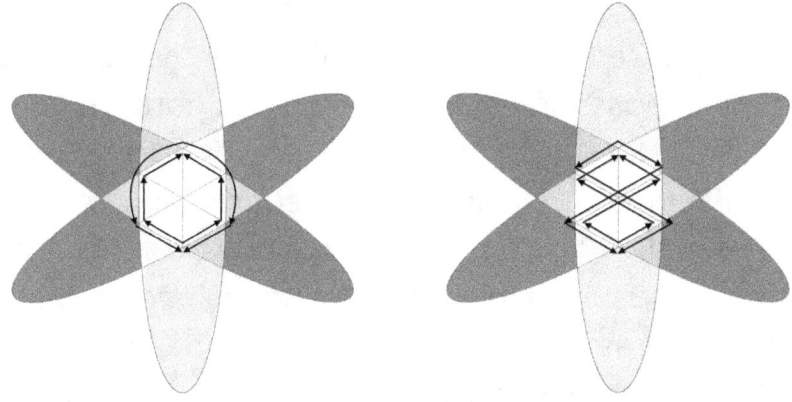

つばきたかし画伯の絵（１）［エネルギーの道］
Pittura del pittore Takashi 2baki (1) [Strada dell'energia]

　覚醒体験へと移り進んでいく最中（さなか）、２０２２年５月中旬頃に起きたことを簡略的にイメージ図にしてまとめてみました。細かい詳細は秘密とさせていただきます。秘密にする理由は、名前などの名称や細かい順序などの詳細は、人によって呼び名やエネルギーの道そのものが変わってくる可能性があるからです。おそらく昇り方も変わってくるでしょうし、見え方や感じ方、とらえ方も人によって変わってくると思います。また名前などを明示したり開示したりすると、お客様がその名前の影響を受けてしまって、お客様自身の体得の邪魔をしてしまいかねません。その影響を最小限にするためにも、名前や名称や呼び名などの細かい詳細は秘密とさせていただきます。覚醒体験へと導かれていく最中に、こんなことがあったよ程度に見ていただけたら幸いです。

　Ho messo insieme un'immagine semplificata di ciò che è accaduto intorno a metà maggio 2022 durante il passaggio all'esperienza del risveglio. I dettagli più fini saranno mantenuti riservati. Il motivo per mantenerlo segreto è che dettagli come nomi e ordini dettagliati possono cambiare i nomi e i percorsi energetici stessi a seconda della persona. Penso che il modo in cui arrampicarsi, come vedere, come sentirsi e come catturarlo cambierà a seconda della persona. Inoltre, se specifichi o riveli il tuo nome, ecc., il cliente sarà influenzato da quel nome e potrebbe interferire con la tua esperienza. Al fine di ridurre al minimo

l'impatto, i dettagli dettagliati come nomi, designazioni e soprannomi saranno mantenuti riservati.
Apprezzerei se potessi vedere questo genere di cose mentre vieni condotto all'esperienza del risveglio.

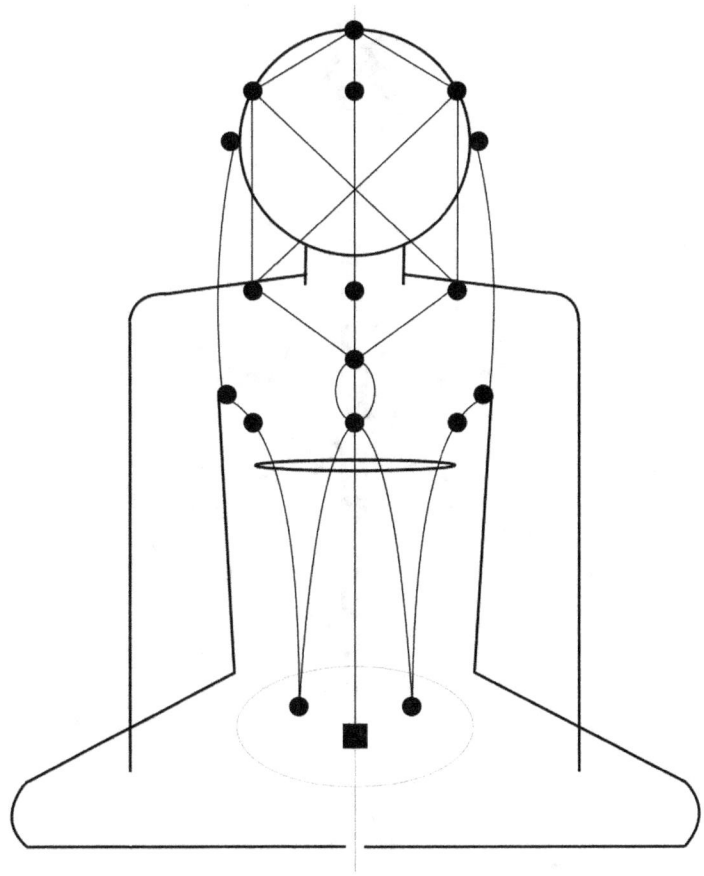

つばきたかし画伯の絵(2) [月と太陽と己の光]
Pittura del pittore Takashi 2baki (2) [Luna, sole e la mia luce]

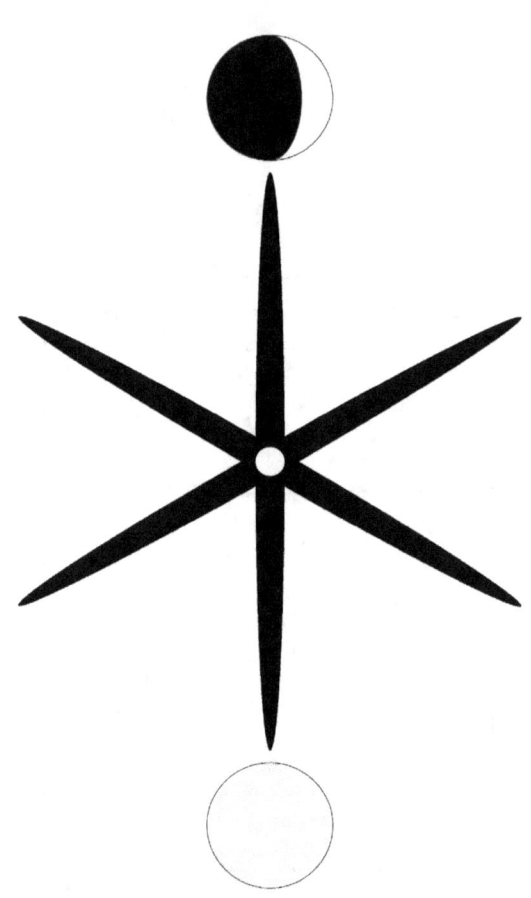

地獄の苦しみの最中、覚醒体験へ突入して行く流れの中で、六芒星（ろくぼうせい）の明示があった後、明示された言葉があって、その言葉を元に描いたイメージ図です。深い意味は考えずに絵画をお楽しみいただければ幸いです。

　Nel mezzo della sofferenza infernale, nel flusso di precipitarsi nell'esperienza del risveglio, dopo che l'esagramma si è manifestato, c'è stata una manifestazione di parole, e questa è un'immagine basata su quelle parole. Spero che possiate godervi i dipinti senza pensare al significato profondo.

ペンデュラムの使い方
Come usare il pendolo

　伝承者はこう答えられました。ペンデュラムの使い方、動きは、いつも自分のディープセルフに聞いてみるんですね。「YES（イエス）のときの動きを私に見せてください」というように聞いてみて、どちらの方向にどの様に動くのか観察してみます。そして、「どっちの方向にどのように動くのがNO（ノー）なのですか」とディープセルフに聞いてみます。すると、YES（イエス）の時とNO（ノー）の時の違いが現れてくると思います。そして、その動き方は人それぞれ違います。

　Un sostenitore della cristalloterapia ha risposto: Chiedo sempre al mio io profondo come usare il pendolo e come spostarlo. Prova a dire "Per favore, mostrami come si muove quando dici "SÌ"" e osserva come si muove in quale direzione. Quindi, chiedi al sé profondo: "Quale direzione e come è 'NO' muoversi?" Quindi, penso che apparirà la differenza tra "SI" e "NO". E il modo in cui funziona varia da persona a persona.

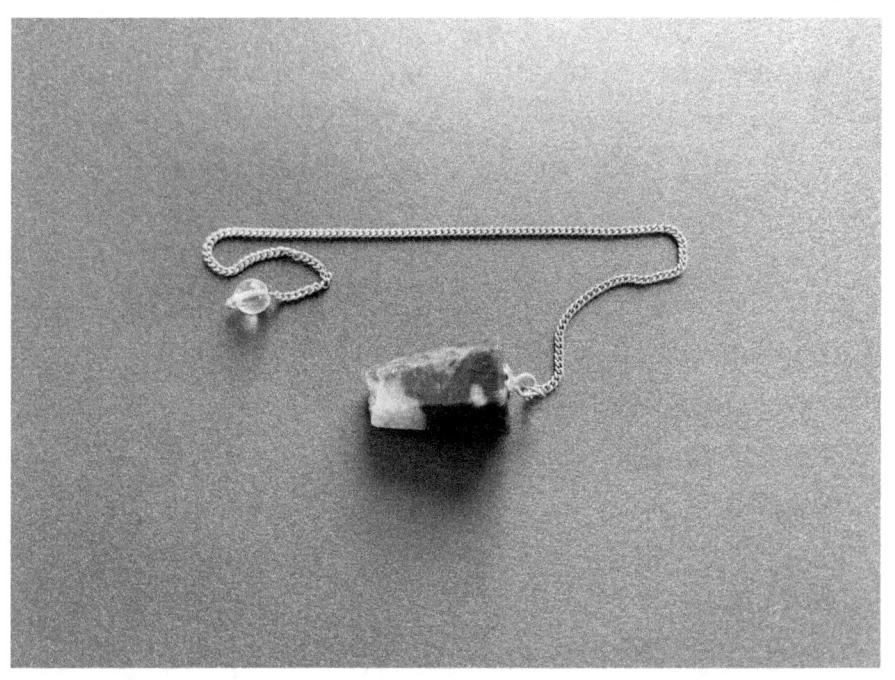

光の三原色、色の三原色、ひかりのしるし。
I tre colori primari della luce, i tre colori primari del colore e il segno della luce.

　量子理論の中にある目に見える光（可視光線）を勉強していたところ、白と黒が無いなぁという疑問から、光の三原色にたどりつき、緑と、青と、赤が、混ざると白になる。と言うことを知りました。

　Quando studiavo la luce visibile in teoria quantistica, ho imparato a conoscere i tre colori primari della luce dalla domanda che non esiste bianco e nero. Lo sapevi che quando mescoli verde, blu e rosso, diventi bianco?

　また、黒は、色の三原色と呼ばれ、光の三原色で出て来た各々の色同士が混じり合った三色（緑と青が混ざったシアン［水色に近い青緑色］、青と赤が混ざったマゼンタ［明るく鮮やかな赤紫色］、赤と緑が混ざったイエロー［黄色］）が混ざり合うと黒になると言うことを知りました。

　Inoltre, il nero è chiamato i tre colori primari del colore e tre colori, ciano, magenta e giallo, sono ottenuti mescolando ciascuno dei tre colori primari della luce. Il ciano è una miscela di verde e blu, il magenta è una miscela di blu e rosso e il giallo è una miscela di rosso e verde. Lo sapevi che quando mescoli questi tre colori insieme, diventi nero?

考えれば考えるほど、なぜだって思いが強くなる白と黒です。が、しかし、色は波だと考えて、黒は波が打ち消しあって発光しないから黒に見えるのかな、白は反対に波が乱れ合って発光するから白に見えるのかな、そういった解釈をしています。

　Più ci penso, più mi chiedo perché è in bianco e nero. Tuttavia, considerando che i colori sono onde, mi chiedo se il nero appaia nero perché le onde si annullano a vicenda e non emettono luce, e il bianco appaia bianco perché le onde interferiscono tra loro ed emettono luce. È così che lo interpreto.

　　　ひかりのしるし
　　　segno della luce

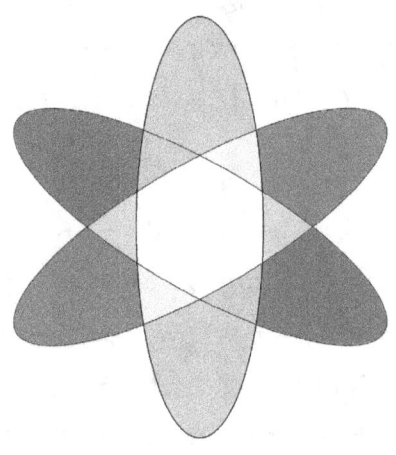

仮説 IPOTESI

上昇気流（アセンション）体験や覚醒体験を経て思うこと
Pensieri dall'esperienza dell'ascensione e dall'esperienza del risveglio

　誰にでも人には自己に内在する存在が存在していて、その存在に気が付かずに生活をしているのではないかと僕は仮説を立てています。
　Ipotizzo che ognuno abbia un'esistenza interiore dentro di sé, e che viva la propria vita senza essere consapevoli di questa esistenza.

　しかし、内的探求をすれば、自己に内在する存在を心の目で見ることが出来るようになっています。
　Tuttavia, l'indagine interiore ti permette di vedere con l'occhio della mente l'essere interiore che è dentro di te.

　その存在に気が付けた者だけが、その存在と繋（つな）がり、その存在と対話し、その存在の叡智（えいち）を授（さず）かり、その存在の教えを享受（きょうじゅ）して、その存在に意識が宿っている事実を知ります。
　Solo coloro che diventano consapevoli di quell'esistenza possono connettersi con essa, comunicare con essa, riceverne la saggezza, godere dei suoi insegnamenti e conoscere il fatto che la coscienza dimora in quell'esistenza.

そして、その存在のアイデンティティ（存在証明）を夢のように共有することが出来るようになっています。そういった資質を人は持っています。

Ed è possibile condividere l'identità di quell'esistenza (a prova di esistenza) come un sogno. Le persone hanno queste qualità.

しかし、外界の現実世界は取り留めなく過ぎて行くがゆえに、人間は外界の世界に対応する術を充分に身に付けています。結果、内的世界を忘れてしまっているのではないかと、考察しています。

Tuttavia, poiché il mondo reale del mondo esterno scorre a casaccio, gli esseri umani sono ben attrezzati per affrontarlo. Di conseguenza, penso che potremmo aver dimenticato il nostro mondo interiore.

もしかしたら、幼少期は、こちらの内的世界の方が当然の世界だったのではないかとさえ思えてなりません。

Non posso fare a meno di pensare che forse, nella mia infanzia, questo mondo interiore era il mondo naturale.

しかし、大人になって行く過程で、いつの間にかこのことを忘れてしまっている。そういった事実、現実があるのではないかと、考察しています。

Tuttavia, nel processo per diventare adulto, me ne sono dimenticato prima di accorgermene. Penso che ci siano tali fatti e realtà.

しかし、そのことに気が付けた人間は、上昇気流（アセンション）を体験し、覚醒体験まで教え導かれて行きます。
Tuttavia, gli esseri umani che hanno notato questa esperienza una corrente ascensionale (ascensione) e sono guidati verso un'esperienza di risveglio.

それが定（さだ）めと知って覚え書きのように書き示しておきます。あなた様に幸あれ。
Sapendo che questa è la via del mondo, la scrivo come un memorandum. buona fortuna a te

当たり前のことかもしれないけどメモ
Potrebbe essere una cosa ovvia, ma una nota

　人と喋る時は、相手の顔を見ながら喋ること。
　Quando parli con qualcuno, guarda la sua faccia quando parli.

　相手を見ずに喋ると、なぜか、上手くいかなくなる。
　Se parli senza guardare l'altra persona, per qualche motivo non andrà bene.

　なんでだろう…
　Mi chiedo perché…

　相手の顔色を伺わないと相手に合わさずに一方的なお喋りになってしまうからだろうか、それとも、ネット空間と一緒で文字列的な会話になってしまって頭と頭で会話しているような表情のない脳内空間でのやりとりになってしまうからだろうか…
　È perché se non chiedi della carnagione dell'altra persona, non sarai in grado di eguagliare la carnagione dell'altra persona e la conversazione sarà unilaterale? Oppure è perché, come lo spazio Internet, la conversazione diventa una stringa di caratteri, e diventa uno scambio nello spazio cerebrale senza espressioni facciali, come una conversazione tra pensieri…

　なんでそうなるのか、本当のところはよくわからないけど

Non so davvero perché

　とにかく、相手の様子を見ながら話をしたほうが、相手のシグナルが見えるからか、相手ありきで話が進むからか、いろいろ理由はあるだろうけれども、相手に集中して、相手の様子を見ながら話をしたほうが良い。

　Comunque, è perché puoi vedere il segnale dell'altra persona quando parli mentre guardi l'altra persona? È perché la conversazione procede a seconda dell'altra parte? I motivi possono essere vari, ma è meglio concentrarsi sull'altra persona e parlare mentre si osserva come sta l'altra persona.

　その方が上手く行く。
Funziona meglio.

思想と思想のぶつかり合い
scontro di idee

　思想と思想のぶつかり合い、頭で動くとぶつかっちゃう。だけれども、心で動くとどうなるか、考えてみてほしい。
　I pensieri si scontrano tra loro e se muovi la testa, si scontreranno. Ma pensa a cosa succede quando ti muovi con la mente.

　結論は後程…
　La conclusione verrà dopo...

好きをトリガーにする
per innescare

これ、好きぃっていうキッカケがはたらいた時だけ動く。
Funziona solo quando il trigger "Mi piace questo" funziona.

これが、行動の第一原理。
Questo è il primo principio di azione.

それ以外は、もう何にも考えないんだ。
A parte questo, non mi viene in mente altro.

どんなことでもね。
in qualsiasi momento.

そうすれば、好きを道しるべにできる。
Se puoi farlo, puoi usare il tuo amore come guida.

自己愛のすすめ
Consigli sull'amor proprio

自己愛の利点。
Benefici dell'amor proprio.

自分を愛することができて初めて精神的自立が生まれます。
Solo quando puoi amare te stesso puoi raggiungere "l'indipendenza spirituale".

自分を愛するというのは、自分の体に滋養（じよう）を与えることになるんですね。
amare se stessi Nutrirà il tuo corpo.

自分の体にとって愛という栄養を受け取ることになります。
Riceverai nutrimento d'amore per il tuo corpo.

この体にとって、これほど頼もしいことはないわけです。
Non c'è niente di più affidabile di questo per il mio corpo.

健やかな感情も芽生えていきますし、健やかな感覚も得られてくることでしょう。そういった利点を得ることができます。
Crescerà una sensazione di salute e si otterrà una sensazione di salute. Puoi ottenere quei vantaggi.

愛を与え、愛を受け取る、そういった循環（じゅんかん）、
Dare amore e ricevere amore, un tale ciclo,

愛のループが生まれてくると、この体は喜びに満ちた状態となっていって心から嬉しく思うようになっていきます。
Quando nascerà il ciclo dell'amore, questo corpo sarà in uno stato gioioso e tu sarai felice dal profondo del tuo cuore.

これを、続けていくと、精神的自立への道しるべとなっていって、あなた様を上昇へと導いていくことでしょう。
Se continui a farlo, diventerà un punto di riferimento per la tua indipendenza mentale e ti porterà a crescere.

そう、それは、故（ゆえ）に、正（まさ）しく、あなた様の道しるべとなってまいりましょう。
Lascia che questa sia la tua guida.

思考の判断基準
Criteri di pensiero

思考がネガティブだと、ハートに苦しみを感じます。
Quando i tuoi pensieri sono negativi, senti dolore nel tuo cuore.

思考がポジティブだと、ハートに心地良さを感じます。
Quando i tuoi pensieri sono positivi, provi conforto nel tuo cuore.

もっとハッキリわかりやすい例を挙げますと、恋愛をしている時、好きな人のことを想うあまりにハートがキュンキュンして、居ても立っても居られなくなる経験は誰もがお持ちなのではないでしょうか。
Per darti un esempio più chiaro, quando sei innamorato, tutti hanno l'esperienza di essere innamorati e di sentirsi come se il tuo cuore stesse battendo così tanto che non riesci nemmeno a stare fermo.

それは、胸の中心、ハートの中心に、目では見えない何かが存在している証拠なのではないでしょうか。
Penso sia la prova che qualcosa di invisibile esiste al centro del petto, al centro del cuore.

また、このことに気が付いてまいりますと、ハートの中心に意識を向けるようになっていきます。自然とハートの状態に目がいき、今、心地よい状態かなぁ、そうじゃないかなぁ、と、今、思考している内容が良いことか、はたまた悪いことかを瞬時に判断できるようになっていきます。

Inoltre, quando ne diventi consapevole, inizierai a rivolgere la tua attenzione al centro del tuo cuore. Naturalmente presterai attenzione allo stato del tuo cuore e sarai in grado di giudicare istantaneamente se i tuoi pensieri attuali sono buoni o cattivi, ad esempio se ti trovi in uno stato confortevole.

心地よいと思えばそのまま進んで行けば良い訳ですし、心地よくないと感じるならば、その思考をやめれば良い訳です。

Se ti senti a tuo agio, puoi andare avanti e se ti senti a disagio, puoi smettere di pensarci.

そういった判断基準となる指標に、言い変えるならば、目印になってくれているのではないでしょうか。

Per dirla in altro modo, servono come indicatori per tali criteri di giudizio.

ハートの中心にその人のコアとなる存在が潜んでいる可能性を感じます。

Sento la possibilità che l'esistenza che diventa il nucleo di quella persona sia in agguato al centro del cuore.

胸腺 TIMO

　図書館で読んだ本の中で、これは、って思った情報がありましたので引用していきます。医学の書物です。
　Nel libro che ho letto in biblioteca, c'erano informazioni che pensavo fossero queste, quindi le citerò. È un libro di medicina.

　まだ歴史が浅く、定説が確立しにくい分野である神経生理学においても、モントリオールにある臨床医学研究所のデーヴィッド・ホロビンが、免疫系の機能を円滑（えんかつ）に働かせるためには「プロスタグランジンE1」というホルモン様物質がひじょうに重要であると主張している。
　Nell'elusivo campo della neurofisiologia, David Holrobin dell'Istituto di Medicina Clinica di Montreal afferma che una sostanza simile a un ormone chiamata prostaglandina E1 è molto importante per il buon funzionamento del sistema immunitario.

　また、オックスフォード大学出身の科学者であるホロビンは、食事療法によって免疫系の調節、とくにがんを抑える、T細胞の調節ができることも強調している。
　Horobin, uno scienziato dell'Università di Oxford, sottolinea anche che la dieta può modulare il sistema immunitario, in particolare i cellule T, che combattono il cancro.

プロスタグランジンE1は、T細胞が成熟する場所である、胸腺（きょうせん）に大量に貯蔵されていることが知られている。

È noto che la prostaglandina E1 è abbondantemente immagazzinata nel timo, dove maturano le cellule T.

T細胞が欠如してB細胞が異常に活発なマウスをつくると、その個体はいずれ自己免疫疾患であるエリテマトーデス（SLE＝全身性紅斑性狼瘡{ぜんしんせいこうはんせいろうそう}）にかかったマウスと同じような死に方をする。

Quando i topi mancano di cellule T e hanno cellule B iperattive, alla fine muoiono in un modo simile ai topi con la malattia autoimmune lupus eritematoso (LES).

ところがホロビンは、そのマウスにプロスタグランジンE1を与えるとT細胞が正常値に戻り、B細胞の活動も正常化して長生きするということを発見したのである。

Tuttavia, Horobin ha scoperto che quando ai topi veniva somministrata la prostaglandina E1, le loro cellule T tornavano alla normalità, la loro attività delle cellule B si normalizzava e vivevano più a lungo.

【参考文献】内なる治癒力 こころと免疫をめぐる新しい医学
（著者）スティーヴン・ロック＋ダグラス・コリガン
（監修）：池見酉次郎 （訳）田中彰＋堀雅明＋井上哲彰＋浦尾弥須子＋上野圭一

文章の意味はわからなくとも、胸の中心に重要な「プロスタグランジンE1」を大量に貯蔵する場所、胸腺（きょうせん）があることが観て取れます。

Anche se non capisci il significato della frase, puoi vedere che c'è un timo, un luogo in cui è immagazzinata una grande quantità di "prostaglandina E1" importante al centro del torace.

　読みながら首を縦（たて）に振りながら、「ふ〜ん」って思ってました。また、この本では、最後の締めくくりにこんなことが書かれています。

Stavo pensando "Hmm" mentre leggevo. Inoltre, alla fine del libro, si dice:

　デーヴィッド・マクレーランドが「マザー・テレサ効果」と命名した、治療にまつわる魅力的な現象である。

È un fenomeno terapeutico affascinante che David McClelland ha soprannominato "Effetto Madre Teresa".

　マザー・テレサは生涯をカルカッタの貧民救済に捧げたノーベル平和賞の受賞者だが、マクレーランドは学生たちに彼女の仕事ぶりを描いた感動的な映画を見せ、その前後に採取した血液像に変化があることに興味をそそられた。

Madre Teresa è una vincitrice del Premio Nobel per la Pace che ha dedicato la sua vita ad aiutare i poveri di Calcutta. McClelland ha mostrato ai suoi studenti un film commovente che ritrae il lavoro di Madre Teresa ed è rimasto incuriosito dai cambiamenti nel sangue prelevato prima e dopo.

　映画を観たあとの学生たちの免疫グロブリンの数値が、わずかだが上昇し、免疫系の機能が向上したことがわかったからである。

Dopo aver visto il film, i livelli di immunoglobuline degli studenti sono leggermente aumentati, suggerendo che il loro sistema immunitario funzionava meglio.

　その後、彼はさまざまな方法でこの「マザー・テレサ効果」を確認した。映画を見せる代わりに、大学院生たちに次の二つのことについて深く考えるように指示したこともある。

In seguito confermò in vari modi questo "effetto Madre Teresa". Invece di mostrare un film, ho chiesto agli studenti laureati di riflettere a fondo su due cose.

　すなわち、それまでの人生で「自分が誰かに深く愛されたとき」と「自分が誰かを愛したとき」のことをよく考えさせたのだ。やはり効果はあった。

In altre parole, ho chiesto loro di pensare ai momenti della loro vita in cui sono stati amati profondamente da qualcuno e quando hanno amato qualcuno. Dopotutto, è stato efficace.

　マクレーランドはじつは前から体験的にそのことを知っていて、効果があることを信じてもいたのである。

In effetti, McClelland lo sapeva per esperienza da molto tempo e credeva che funzionasse.

　「風邪をひいたときなど、わたしはよく、愛した人のことや愛された人のことを考えるんです。それだけで、風邪が治ってしまったことも二、三度ありますよ。絶対に効くというわけじゃありませんがね。いくらやってもダメで、風邪が

ひどくなった時もありました。しかし、役に立ちます。」

Quando prendo un raffreddore, penso spesso alle persone che amo e alle persone che mi hanno amato. Ci sono state due o tre volte in cui ho superato il mio raffreddore solo così facendo. Ciò non significa che funzionerà di sicuro. Non importa quanto ci abbia provato, non ha funzionato e c'è stato un momento in cui ho avuto un brutto raffreddore. Ma aiuta.

愛がもつ力に対するマクレーランドの強い信念は、彼が擁護（ようご）する現代医学に大きな示唆（しさ）を与えている。

La forte convinzione di McClelland nel potere dell'amore ha grandi implicazioni per la medicina moderna che sostiene.

人間の精神に備わったこの貴重な力は、これまで見すごされてきたが、彼にいわせれば、それこそが治療という現象における内的な原動力なのである。

Questo prezioso potere della psiche umana, finora trascurato, è, secondo lui, la forza motrice interiore del fenomeno della guarigione.

「病院の環境を変えることによって、いろいろなことができます」マクレーランドはあるとき、医学関係者の集まりでこんな発言をした。

"Puoi fare molto cambiando l'ambiente ospedaliero", ha detto una volta McClelland a un incontro di professionisti medici.

「病院をリラックスできる場に、自然に思いやりのこころが生まれるような場に、たえず何かに追われているような気分から解放されるような場にすればいいんです。
　Dobbiamo rendere l'ospedale un luogo in cui le persone possono rilassarsi, un luogo in cui la compassione nasca naturalmente, un luogo in cui sono liberate dalla costante sensazione di essere inseguite da qualcosa.

　つまり、健康な環境にすればね。医師も看護師もソーシャルワーカーも、その気になればできますよ。だれかを愛することは、愛する相手の健康にとってひじょうにいい効果があるんです。そして、たぶん、愛した人自身の健康にとっても」
　In altre parole, in un ambiente sano. Medici, infermieri e assistenti sociali possono farlo se vogliono. Amare qualcuno fa molto bene alla salute sia della persona che dà amore che della persona che riceve amore.

【参考文献】内なる治癒力　こころと免疫をめぐる新しい医学
（著者）スティーヴン・ロック＋ダグラス・コリガン
（監修）：池見酉次郎　（訳）田中彰＋堀雅明＋井上哲彰＋浦尾弥須子＋上野圭一

　これを読みながら、私が、推奨する愛と友情のエネルギーの使い方が読んで字の如（ごと）く証明されているかのような錯覚（さっかく）に陥（おちい）りました。
　Durante la lettura di questo, ho avuto l'illusione che l'uso dell'energia dell'amore e dell'amicizia fosse stato dimostrato.

もし、愛と友情のエネルギーの使い方を実践することによって、胸腺（きょうせん）に刺激が与えられ、T細胞を強力に活性化する事象を確認することさえできれば、医学的にがんを抑える効果があると証明されたことになります。
　Se è possibile confermare l'evento che stimola il timo e attiva i cellule T esercitandosi su come utilizzare l'energia dell'amore e dell'amicizia, è clinicamente dimostrato che è efficace nella soppressione del cancro.

　と、まぁ、そういうことを思いついたわけです。しかし、医学者でもなく、科学者でもない、わたしが、これを確認するには、どうすればいいのだろう…今、すぐに、答えが見つからなかったため、保留して次に進みます。
　Questo è quello che mi è venuto in mente. Ma non sono né un medico né uno scienziato, come posso confermarlo? In questo momento, non ho trovato una risposta, quindi la metto in attesa e vado avanti.

T細胞

cellule T

　胸腺（きょうせん）の調査で、T細胞を活性化できれば、免疫機能がアップしてがんを抑制（よくせい）することができるという話でした。今回は、それに引き続きT細胞とはなにかを調査しました。僕の言葉で書いても、説得力が欠けるため、本の中身を引用します。
　Nella ricerca sul timo, mi è stato detto che se i cellule T possono essere attivati, la funzione immunitaria può essere migliorata e il cancro può essere soppresso. Questa volta, abbiamo continuato a studiare cosa sono i cellule T. Citerò il contenuto del libro perché manca di persuasione anche se lo scrivo con parole mie.

　免疫機能が、がん細胞を攻撃する仕組みが次第にわかってきています。
　Il meccanismo con cui il sistema immunitario attacca le cellule tumorali viene gradualmente compreso.

　ひとつが、ナチュラル・キラー（NK）細胞によるものです。NK細胞は、原始的な本能をもっていて、自分ではないものを見つけると即刻、攻撃を仕掛け、排除しようとします。ひじょうに強力な殺傷力があるので、活性化させることでがんが劇的に縮小したという例はたくさん出ています。
　Uno è dalle cellule natural killer (NK). Le cellule NK

hanno istinti primitivi e quando trovano qualcosa che non è il loro, attaccano immediatamente e cercano di eliminarlo. È così mortale che ci sono molti esempi di tumori che vengono ridotti drasticamente attivandolo.

　NK細胞は、組織的に管理されて動くのではなく、ゲリラ的に神出鬼没といった行動を得意としています。
　Le cellule NK sono brave ad agire in modo simile alla guerriglia, piuttosto che essere sistematicamente controllate.

　もうひとつが、T細胞（ヘルパーT細胞、キラーT細胞、サプレッサーT細胞）を中心としたシステマチックな免疫活動があります。
　Un altro è l'attività immunitaria sistematica centrata sui cellule T (cellule T helper, cellule T killer, cellule T soppressori).

　T細胞は、抗原抗体反応とよく似た抗原・T細胞受容体反応に支配されていますから、抗原を認識するという過程が、必要です。T細胞は、すぐそばにがん細胞があったとしても、抗原として認識できなければ見逃してしまいます。
　Poiché i cellule T sono governati da reazioni antigene-recettore dei cellule T che sono molto simili alle reazioni antigene-anticorpo, è necessario il processo di riconoscimento degli antigeni. Anche se ci sono cellule tumorali nelle vicinanze, le cellule T le mancheranno se non possono riconoscerle come antigeni.

抗原があることをT細胞に知らせるのが、抗原提示細胞と呼ばれるマクロファージや樹状（じゅじょう）細胞です。抗原提示細胞は、がん細胞を取り込んで消化し、その情報をヘルパーT細胞に伝えます。

Sono "macrofagi e cellule dendritiche" chiamate cellule presentanti l'antigene che informano le cellule T della presenza di antigeni. Le cellule che presentano l'antigene ingeriscono le cellule tumorali, le digeriscono e trasmettono le informazioni alle cellule T helper.

情報を受けたヘルパーT細胞はサイトカイン類を放出することで、がん細胞を攻撃するキラーT細胞に抗原を作らせ、活性化させてがん細胞排除の体制を作るのです。

I cellule T helper che ricevono le informazioni rilasciano citochine per fare in modo che i cellule T killer che attaccano le cellule tumorali producano antigeni e li attivino per creare un sistema per eliminare le cellule tumorali.

【参考文献】がんを治す医療辞典決定版　最新の現代医学から確かな代替療法まで。
「がん」と闘うための総合辞典
（総監修）帯津良一

読みながら、縦（たて）に首を振りながら「ふ〜ん」って思いました。

Stavo pensando "Hmm" mentre leggevo.

複雑な仕組みでがんを抑制する機能が人間に備わっているんだなぁと感心するのでした。

Sono rimasto colpito dal fatto che gli esseri umani abbiano la capacità di sopprimere il cancro attraverso un meccanismo complesso.

話の中身がわからなくとも、独自に動くナチュラル・キラー（NK）細胞と、システマチックに動くT細胞達が、体の免疫機能を担っていることが、なんとなしに理解できてたらいいのかなぁと思いました。
Anche se non capisci il contenuto della storia, sarebbe bello se potessi in qualche modo capire che le cellule natural killer (NK) che si muovono indipendentemente e le cellule T che si muovono sistematicamente sono responsabili della funzione immunitaria del corpo.

もちろん、読み込んで理解もしておりますが、おさらいの意味を込めて記述していきます。
Certo, l'ho letto e compreso, ma lo scriverò con il significato di recensione.

システマチックに動くT細胞達の説明をしますと、キラーT細胞と言うのが、がん細胞を攻撃する役目を担っていて、抗原提示細胞（マクロファージや樹状細胞）が、がんを発見し、がんを認知して、がん細胞を取り込み、その情報をヘルパーT細胞に伝えて、ヘルパーT細胞がサイトカイン類を放出してキラーT細胞に抗原を提示し、キラーT細胞を活性化させ、攻撃態勢を整えてから、がん細胞を攻撃する、システマチックな仕組みをT細胞達はもっています。

Spiegherò le cellule T che si muovono sistematicamente. Le cellule T killer sono responsabili dell'attacco alle cellule tumorali. Le cellule che presentano l'antigene (macrofagi e cellule dendritiche) scoprono il cancro, riconoscono il cancro, assorbono le cellule tumorali e trasmettono le informazioni ai cellule T helper. I cellule T helper che ricevono queste informazioni rilasciano citochine, presentano antigeni ai cellule T killer, attivano i cellule T killer, si preparano ad attaccare e attaccano le cellule tumorali in modo sistematico.

　人体にある細胞達が連携して、人間の免疫機能を担っている事象が本を読みながら見えてきました。
　Mentre leggevo il libro, ho iniziato a vedere come le cellule del corpo umano lavorano insieme per supportare il sistema immunitario umano.

免疫細胞の種類の整理
tipi di cellule immunitarie

免疫細胞の種類の整理をしておきたいと思います。
Vorrei organizzare i tipi di cellule immunitarie.

これまでに、T細胞達が免疫機能に活躍していることを書いてきました、が、しかし、T細胞達とは何かといったことについて、言及をしてきませんでした。ここでは、その部分を紐解(ひもと)いていきたいと思います。
Finora ho scritto che i cellule T sono attivi nella funzione immunitaria, ma non ho menzionato cosa siano i cellule T. Vorrei scomporre quella parte qui.

人間の血液は、赤血球、白血球、血小板と液体成分の血しょうで成り立っていると学生の頃に理科か化学で習った記憶がある方が多いのではないかと想像しています。その中の、白血球のお話です。
Immagino che ci siano molte persone che ricordano che il sangue umano è composto da globuli rossi, globuli bianchi, piastrine e plasma, un componente liquido, che hanno imparato in scienze o chimica quando erano studenti. Questa è la storia dei globuli bianchi.

白血球には、リンパ球、単球（マクロファージ、樹状細胞）、顆粒球（かりゅうきゅう）が含まれています。その中のリンパ球には、Ｔリンパ球、Ｂリンパ球、ナチュラル・キラー（NK）細胞が含まれています。その中のＴリンパ球には、キラーＴ細胞やヘルパーＴ細胞が含まれています。

　I leucociti includono linfociti, monociti (macrofagi, cellule dendritiche) e granulociti. I linfociti in esso contenuti includono linfociti T, linfociti B e cellule natural killer (NK). Tra i linfociti T ci sono le cellule T killer e le cellule T helper.

　ここまで、読んでいただければ、これまで、説明してきた、Ｔ細胞はＴリンパ球と呼ばれていることに気がつきます。胸腺から出てくるのはＴリンパ球（Ｔ細胞）なんだなぁと認識できれば御の字です。

　Se hai letto fino a qui, noterai che i cellule T che abbiamo spiegato finora sono chiamati linfociti T. Se riesci a riconoscere che sono i linfociti T (cellule T) che escono dal timo, sei fortunato.

ヘルパーT細胞とサイトカイン
Cellule T helper e citochine

ヘルパーT細胞が出すサイトカインの説明を引用します。
Citerò la descrizione delle citochine prodotte dai cellule T helper.

　サイトカインは、一つひとつの細胞から分泌されるタンパク質で、細胞間伝達分子と呼ばれているように、様々な情報を運び、その情報によって細胞を活性化させたり、鎮（しず）めたりする役割を果たしています。
　Le citochine sono proteine secrete dalle singole cellule e, poiché sono chiamate molecole di comunicazione intercellulare, trasportano varie informazioni e svolgono un ruolo nell'attivare o calmare le cellule in base a tali informazioni.

　構造や作用によって、いくつもの種類のサイトカインがあることがわかっています。がん細胞と免疫にかんするサイトカインとしては、インターロイキン、インターフェロン、腫瘍壊死因子（しゅようえしいんし）がよく知られています。
　Sappiamo che esistono diversi tipi di citochine, a seconda della loro struttura e azione. Le citochine correlate alle cellule tumorali e all'immunità sono note per essere interleuchine, interferoni e fattori di necrosi tumorale.

がん細胞が発見されると、マクロファージや樹状細胞が、がん細胞やその死骸を食べると同時に、どんな種類のがんが発生したのかをT細胞に知らせます。情報を受けたT細胞は興奮し活性化されます。そして、ヘルパーT細胞が、攻撃部隊であるキラーT細胞を目覚めさせ、がん細胞に攻撃を仕掛けるのです。

　Quando vengono trovate le cellule tumorali, i macrofagi e le cellule dendritiche mangiano le cellule tumorali e i loro cadaveri e allo stesso tempo dicono alle cellule T che tipo di cancro si è sviluppato. Dopo aver ricevuto le informazioni, i cellule T vengono eccitati e attivati. Le cellule T helper risvegliano le cellule T killer, che sono la forza d'attacco, e attaccano le cellule tumorali.

　この一連のシステムの仲立ちをしているのが、サイトカインです。IL-2、IL-12などが刺激伝達の役割を果たします。免疫細胞のひじょうに緻密（ちみつ）なシステムがよく言われますが、サイトカインがあってはじめて成り立っているものなのです。

　Le citochine mediano questa serie di sistemi. IL-2, IL-12, ecc. svolgono un ruolo nella trasmissione dello stimolo. Si dice spesso un sistema molto denso di cellule immunitarie, ma è possibile solo grazie alle citochine.

　　【参考文献】がんを治す医療辞典決定版　最新の現代医学から確かな代替療法まで。
　　　　　　　　　「がん」と闘うための総合辞典
　　　　　　　　　　（総監修）帯津良一

ヘルパーT細胞の説明を引用します。
Citerò la descrizione delle cellule T helper.

　免疫の研究が進んで、興味深い事実が数多くわかってきました。その一つが、免疫には「液性免疫」と「細胞性免疫」があるということです。
　I progressi nella ricerca immunologica hanno rivelato molti fatti interessanti. Uno di questi è che ci sono "immunità umorale" e "immunità cellulare" nell'immunità.

　液性免疫は、真菌や細菌に対する免疫です。マクロファージや樹状細胞が真菌や細菌を取り込み、その情報をヘルパーT細胞に伝えます。ヘルパーT細胞は二種類あり、この時に活性化するのは、２型のヘルパーT細胞（Th2）です。Th2は、IL-4、IL-5、IL-10などを分泌して、B細胞などを刺激します。
　L'immunità umorale è l'immunità contro funghi e batteri. I macrofagi e le cellule dendritiche assorbono funghi e batteri e trasmettono le informazioni ai cellule T helper. Esistono due tipi di cellule T helper e le cellule T helper di tipo 2 (Th2) vengono attivate in questo momento. Th2 secerne IL-4, IL-5, IL-10, ecc. per stimolare i cellule B e altri.

細胞性免疫は、がん細胞などに対する免疫です。マクロファージや樹状細胞は、がん細胞を取り込んだのち、１型ヘルパーT細胞（Th1）を活性化させるためのサイトカインであるIL-12を放出します。Th1は、IL-2やインターフェロンγ（IFN-γ）を出して、キラーT細胞やNK細胞を活性化させます。

L'immunità cellulo-mediata è l'immunità contro le cellule tumorali. Dopo aver inghiottito le cellule tumorali, i macrofagi e le cellule dendritiche rilasciano IL-12, una citochina che attiva le cellule T helper di tipo 1 (Th1). Th1 secerne IL-2 e interferone-γ (IFN-γ) per attivare le cellule T killer e le cellule NK.

　液性免疫と細胞性免疫は、お互いに微妙なバランスを取り合っています。２つの細胞には、一方が高まりすぎると、一方を抑制してしまうという関係があることがわかってきました。

L'immunità umorale e cellulare sono in delicato equilibrio l'una con l'altra. È stato riscontrato che esiste una relazione tra le due celle, in cui se una è troppo alta, l'altra viene soppressa.

　つまり、がん細胞を攻撃する細胞性免疫が十分に働くためには、液性免疫の作用が抑えられなければならないのです。

In altre parole, affinché l'immunità cellulo-mediata, che attacca le cellule tumorali, funzioni a sufficienza, l'azione dell'immunità umorale deve essere soppressa.

免疫力は、「液性」「細胞性」を区別することなく全体で「高まる」「低下する」という図式で語られてきましたが、より深く研究していくと、デリケートなバランスがあることがわかってきたのです。

L'immunità è stata descritta in termini di "aumento" e "diminuzione" nel suo insieme senza distinguere tra "umorale" e "cellulare". Tuttavia, dopo uno studio più approfondito, è diventato chiaro che esiste un delicato equilibrio.

免疫が高まるといっても、がんを治療するには、細胞性免疫の方を高めないと意味がないということになります。

Anche se l'immunità è migliorata, non ha senso curare il cancro a meno che l'immunità cellulo-mediata non sia migliorata.

そのためには、IL-12やIFN-γというサイトカインの産生で促(うなが)すことが必要となってくるのです。

A tal fine, è necessario promuovere la produzione di citochine come IL-12 e IFN-γ.

【参考文献】がんを治す医療辞典決定版　最新の現代医学から確かな代替療法まで。
「がん」と闘うための総合辞典
（総監修）帯津良一

読みながら、首を縦(たて)に振りながら「ふ〜ん」って思いました。

Stavo pensando "Hmm" mentre leggevo.

専門用語を見ると、読み込む前に「うっ」となって敬遠（けいえん）してしまいがちですが、言っていることは単純で、私達の人体は、真菌や細菌の病気に対しては、２型のヘルパーT細胞を介してB細胞などを刺激して液性免疫を獲得（かくとく）しています。
　Quando vedi termini tecnici, tendi a rifuggire, ma quello che viene detto è semplice. Il nostro corpo umano acquisisce l'immunità umorale contro le malattie fungine e batteriche stimolando i cellule B tramite i cellule T helper di tipo 2.

　また、がん細胞やウィルスに感染した細胞（コロナや風邪）の病気に対しては、１型のヘルパーT細胞を介してキラーT細胞やNK細胞を活性化させて細胞性免疫を獲得（かくとく）しています。
　Inoltre, contro le malattie causate dalle cellule tumorali e dalle cellule infettate da virus (coronavirus e raffreddore), l'immunità cellulo-mediata viene acquisita attivando i cellule T killer e le cellule NK tramite l'aumento dei cellule T helper di tipo 1.

　この２つの免疫機能は絶妙なバランスを保ちながら作用していて、どちらか一方が高まれば、どちらか一方が抑えられる仕組みとなっています。
　Queste due funzioni immunitarie funzionano mantenendo un perfetto equilibrio e se una aumenta, l'altra viene soppressa.

このことから、分かってくることは、T細胞が中心になって免疫系を支配していることが見えてきます。
　Da ciò, possiamo vedere che i linfociti T svolgono un ruolo centrale nel controllo del sistema immunitario.

　ここが肝心なところと理解していただけたら御の字です。
　Spero che tu possa capire che questo è il punto chiave.

　T細胞は胸腺から作られていることが知られていますから、T細胞を安定的に供給できるように胸腺を活性化することができれば、真菌や細菌の病気も、がんやウィルスに感染した細胞の病気（コロナや風邪）も、バランス良く免疫を獲得（かくとく）することが可能になると推測できます。
　È noto che i cellule T sono prodotti dal timo. Pertanto, se riusciamo ad attivare il timo per fornire un apporto stabile di cellule T, acquisiremo un'immunità ben bilanciata contro le malattie fungine e batteriche, nonché contro il cancro e le malattie cellulari infettate da virus (coronavirus e raffreddore). può presumere che sia possibile.

がんもコロナも、ほとんどの病気が胸腺から発生するＴ細胞にかかっていることが見えてきます。胸腺を活性化することさえできれば、怖いものなしとなることが手に取るように推測できるわけです。

　Possiamo vedere che la maggior parte delle malattie, sia il cancro che la corona, dipendono dai cellule T generati dal timo. Finché puoi attivare il timo, puoi intuire che non ci sarà nulla da temere.

自律神経
Nervi autonomi

　自律神経を主軸に免疫機能を調べました。その内容を引用します。
　Abbiamo studiato la funzione immunitaria incentrata sul sistema nervoso autonomo. Cito quello che ho trovato.

　自律神経は本来、心臓や胃腸、呼吸器、血管、汗腺などのはたらきをコントロールしている神経です。脳の指令を受けずに独立してはたらくことから、自律神経と呼ばれています。脳が休んでいる睡眠時間でも、自律神経のコントロールによって心臓は休まずにはたらき続けています。
　I nervi autonomi sono originariamente nervi che controllano le funzioni del cuore, del tratto gastrointestinale, del sistema respiratorio, dei vasi sanguigni e delle ghiandole sudoripare. Si chiama sistema nervoso autonomo perché funziona in modo indipendente senza ricevere comandi dal cervello. Anche durante il sonno, quando il cervello è a riposo, il cuore continua a lavorare senza sosta a causa del controllo del sistema nervoso autonomo.

　自律神経には、交感神経と副交感神経があり、正反対のはたらきをしています。交感神経は運動や緊張をしたときなどに優位になり、心臓の拍動を高め、血管を収縮させ、体を活動的な状態にします。

Il sistema nervoso autonomo è costituito dal sistema nervoso simpatico e parasimpatico, che hanno funzioni opposte. Il sistema nervoso simpatico diventa dominante durante l'esercizio e la tensione, aumentando il battito cardiaco, restringendo i vasi sanguigni e mettendo il corpo in uno stato attivo.

　一方の副交感神経は、休息しているときに優位になる神経で、心拍数を下げ、血管を拡張します。副交感神経がはたらくことで、心身がリラックスし、消化液の分泌や排便が促（うなが）されます。

I nervi parasimpatici, invece, sono dominanti a riposo, rallentando la frequenza cardiaca e dilatando i vasi sanguigni. L'azione dei nervi parasimpatici rilassa la mente e il corpo, favorendo la secrezione dei succhi digestivi e la defecazione.

　白血球は、赤血球とともに血液の重要な成分のひとつです。赤血球が栄養分や酸素を細胞に運び、老廃物や二酸化炭素を回収するという仕事をしています。

I globuli bianchi sono uno dei componenti importanti del sangue insieme ai globuli rossi. I globuli rossi trasportano i nutrienti e l'ossigeno alle cellule e rimuovono i prodotti di scarto e l'anidride carbonica.

　一方、白血球は感染やがんから体を守るはたらきをしています。その数は、赤血球が１０００個に対して白血球が１個という割合です。

D'altra parte, i globuli bianchi lavorano per proteggere il corpo dalle infezioni e dal cancro. Il rapporto è 1 globulo bianco per 1000 globuli rossi.

　白血球の中身を見ると、健康な人では顆粒球（かりゅうきゅう）がおおむね6割に対して、リンパ球がおおむね4割の割合です。
Osservando il contenuto dei globuli bianchi, in una persona sana, circa il 60% sono granulociti e circa il 40% sono linfociti.

　顆粒球は、真菌や大腸菌、細胞の死骸、カビなどの比較的大きなサイズの異物を食べて処理します。このときに、酸化力の強い物質（活性酸素）を出して異物を破壊します。活性酸素ががんの発生、増殖と大いにかかわっています。
I granulociti mangiano ed elaborano sostanze estranee di dimensioni relativamente grandi come funghi, E. coli, cellule morte e muffe. In questo momento vengono rilasciate sostanze con un forte potere ossidante (ossigeno attivo) per distruggere le sostanze estranee. L'ossigeno attivo è molto coinvolto nello sviluppo e nella crescita del cancro.

　リンパ球は、ウィルスなど小さな異物を排除するときに活躍します。リンパ球は、異物を「抗原」として認識すると、「抗体」と呼ばれるタンパク質を作り、異物に対して無毒化するようにはたらきかけます。リンパ球には、ナチュラル・キラー（NK）細胞、T細胞、B細胞などの種類があります。

I linfociti sono attivi nell'eliminazione di piccole sostanze estranee come i virus. Quando i linfociti riconoscono le sostanze estranee come "antigeni", producono proteine chiamate "anticorpi" e lavorano per disintossicare le sostanze estranee. I tipi di linfociti includono cellule natural killer (NK), cellule T e cellule B.

　自律神経と白血球の間には、緊密な関係があります。
C'è una stretta relazione tra nervi autonomi e globuli bianchi.

　自律神経は、内臓のはたらきを調整するときに神経の末端から神経伝達物質を分泌します。交感神経からはアドレナリンが、副交感神経からはアセチルコリンが出て内臓に緊張やリラックスの指令を出すのです。
I nervi autonomi secernono neurotrasmettitori dalle terminazioni nervose per regolare la funzione degli organi interni. L'adrenalina viene rilasciata dai nervi simpatici e l'acetilcolina viene rilasciata dai nervi parasimpatici, che impartiscono comandi agli organi interni per indurre tensione e rilassamento.

　アドレナリンは、心も体も緊張させます。心臓の鼓動を上げ、血管を収縮させます。逆に、アセチルコリンは、心身をリラックスさせます。消化や吸収、排泄を促進する作用もあります。

L'adrenalina rende la mente e il corpo tesi. Aumenta la frequenza cardiaca e restringe i vasi sanguigni. Al contrario, l'acetilcolina rilassa la mente e il corpo. Favorisce inoltre la digestione, l'assorbimento e l'escrezione.

　白血球の顆粒球とリンパ球では、アドレナリンやアセチルコリンに対して違う反応をします。顆粒球はアドレナリンで活発になり、アセチルコリンで活動が抑制されます。リンパ球はその反対です。

Globuli bianchi, granulociti e linfociti rispondono in modo diverso all'adrenalina e all'acetilcolina. I granulociti sono attivati dall'adrenalina e inibiti dall'acetilcolina. I linfociti sono l'opposto.

　つまり、交感神経が緊張すると、アドレナリンが分泌され顆粒球が反応します。副交感神経が優位になると、アセチルコリンが分泌されてリンパ球が反応します。反応するとは、活性化し、数も増えるということを意味しています。

In altre parole, quando i nervi simpatici diventano tesi, l'adrenalina viene secreta e i granulociti rispondono. Quando il nervo parasimpatico diventa dominante, l'acetilcolina viene secreta e i linfociti rispondono. Reagire significa attivare e aumentare il numero.

　顆粒球は、外から侵入してきた比較的大きな異物を攻撃する細胞です。つかまえて溶かしてしまう攻撃パターンをもっていますが、このときに武器として使うのが活性酸素です。

I granulociti sono cellule che attaccano sostanze estranee relativamente grandi che hanno invaso dall'esterno. Ha uno schema di attacco che cattura e si scioglie, ma in questo momento utilizza l'ossigeno attivo come arma.

活性酸素はひじょうに不安定な酸素のことで、安定するために周りの分子から電子を奪い取ります。電子が奪われた分子は、酸化という現象を起こし、一気に活性を失ってしまいます。さびてボロボロになってしまうのです。この性質を利用して、顆粒球は異物を処理しています。

L'ossigeno reattivo è ossigeno così instabile da rubare elettroni dalle molecole circostanti per stabilizzarlo. Le molecole di cui sono stati privati gli elettroni subiscono un fenomeno chiamato ossidazione e perdono la loro attività tutto in una volta. Si arrugginisce e si sfalda. Utilizzando questa proprietà, i granulociti elaborano sostanze estranee.

交感神経が緊張して顆粒球が多くなると、活性酸素の量も増えてきます。

Quando il sistema nervoso simpatico diventa teso e il numero di granulociti aumenta, aumenta anche la quantità di ossigeno attivo.

通常、活性酸素は酵素によって除去されますが、酵素の能力を超えて発生した活性酸素は、あたりかまわず攻撃を仕掛けます。細胞が酸化し、DNAも傷つけられます。そのことが、細胞のがん化につながります。がん細胞が増殖していく原因にもなっているのです。

Normalmente, l'ossigeno attivo viene rimosso dagli enzimi, ma l'ossigeno attivo generato oltre la capacità degli enzimi attaccherà indipendentemente dall'ambiente circostante. Le cellule sono ossidate e il DNA è danneggiato. Questo porta alla cancerogenesi cellulare. Inoltre provoca la crescita delle cellule tumorali.

　活性酸素は、呼吸や細胞の新陳代謝によっても発生しますが、顆粒球が発するものがかなりの割合を占めるといわれています。つまり、顆粒球が増えれば増えるほど、がんは発生しやすくなります。

L'ossigeno attivo è generato anche dalla respirazione e dal metabolismo cellulare, ma si dice che l'ossigeno attivo emesso dai granulociti rappresenti una quota considerevole. In altre parole, più granulociti ci sono, più è probabile che si sviluppi il cancro.

　がん治療のためには、顆粒球を増やさないようにしたほうがいいということになります。顆粒球が増えるということは、相対的にリンパ球が減ることを意味します。

Per il trattamento del cancro, è meglio non aumentare i granulociti. Un aumento dei granulociti significa una relativa diminuzione dei linfociti.

顆粒球が増えることで、活性酸素による細胞のがん化が進み、がん細胞を排除するリンパ球の減少によって免疫力が下がるのですから、がん細胞にとっては最高に生きやすい環境といってもいいでしょう。

Con l'aumento dei granulociti, le cellule diventano cancerose a causa dell'ossigeno attivo e i linfociti, che eliminano le cellule tumorali, diminuiscono, indebolendo il sistema immunitario.

つまり、がんを治すには、活性酸素を発生させる顆粒球を少なくし、がんを排除しようとはたらくリンパ球を増やし、がん細胞が生きにくい環境を作ればいいわけです。

In altre parole, per curare il cancro, è necessario ridurre il numero di granulociti che generano ossigeno attivo e aumentare il numero di linfociti che cercano di eliminare il cancro, creando così un ambiente in cui le cellule tumorali non possono sopravvivere.

がんを引き起こす要因。
Fattori che causano il cancro.

・はたらきすぎの寝不足さん
・Mancanza di sonno a causa del superlavoro

睡眠をしっかりとれている場合は良いのですが、3〜4時

間の睡眠で、はたらき続けている人は、顆粒球の数が異常に多くなってしまい、活性酸素の量も増え、細胞の酸化が進みます。注意が必要です。

Va bene se dormi bene la notte, ma per le persone che continuano a lavorare con 3 o 4 ore di sonno, il numero di granulociti aumenterà in modo anomalo, la quantità di ossigeno attivo aumenterà e si verificherà l'ossidazione delle cellule. Devi stare attento.

・心の悩み
・preoccupazioni del cuore

不安や悩みや悲しみといったストレスは、脳の大脳辺縁系で感知され、視床下部へ伝えられます。

Lo stress come ansia, preoccupazione e tristezza viene percepito nel sistema limbico del cervello e trasmesso all'ipotalamo.

視床下部は、自律神経や内分泌などのコントロールを司る場所です。視床下部は、ストレス刺激を受けて、アドレナリンやノルアドレナリンを分泌させ、交感神経の緊張状態を作り出します。

L'ipotalamo è un luogo che controlla il sistema nervoso autonomo ed endocrino. Quando l'ipotalamo riceve uno stimolo di stress, secerne adrenalina e noradrenalina, creando uno stato di tensione nervosa simpatica.

その結果、心拍や呼吸が早まり、血圧が上がります。不安なことがあると、心拍が速くなるという体験はどなたにもあるのではないでしょうか。

Di conseguenza, la frequenza cardiaca e la respirazione accelerano e la pressione sanguigna aumenta. Sappiamo tutti che l'ansia fa battere più forte il cuore.

顆粒球を増やし、リンパ球を減らし、血流を悪くさせるという、がんを発生させ、増殖させる環境をもたらすのです。

Aumentando il numero di granulociti e diminuendo il numero di linfociti e peggiorando il flusso sanguigno, crea un ambiente in cui il cancro può svilupparsi e proliferare.

がん細胞の増殖を抑制し、治療にもって行くためには、リンパ球を増やして免疫力を上げなければなりません。

Per sopprimere la crescita delle cellule tumorali e portarle al trattamento, è necessario aumentare i linfociti e rafforzare l'immunità.

リンパ球は副交感神経を優位にすることで増やすことができます。

I linfociti possono essere aumentati rendendo i nervi parasimpatici dominanti.

【参考文献】がんを治す医療辞典決定版　最新の現代医学から確かな代替療法まで。
「がん」と闘うための総合辞典
（総監修）帯津良一

顆粒球(かりゅうきゅう)とは
Che cos'è un granulocita?

細胞の中に殺菌作用のある成分を含んだ「顆粒」を持つ白血球の総称です。好中球、好酸球、塩基球の3種類に分けられます。
È un termine generale per i globuli bianchi che hanno "granuli" contenenti componenti con azione battericida nelle cellule. Sono divisi in tre tipi: neutrofili, eosinofili e basofili.

【参考文献】国立研究開発法人国立がん研究センターのホームページ

読みながら、首を縦(たて)に振りながら「ふ〜ん」て思いました。
Stavo pensando "Hmm" mentre leggevo.

交感神経も副交感神経も、２種類のヘルパーT細胞と同様にお互いのバランスをとりながら作用し合っているんだなぁと思えたらいいのかなと思いました。

Ho pensato che sarebbe stato bello pensare che i nervi simpatici e parasimpatici lavorino insieme bilanciandosi a vicenda, proprio come due tipi di cellule T helper.

　おそらく、どちらも必要で、バランスよく生活することが求められていると私は解釈しました。昼間は交感神経優位の状態で活動して、夜間は副交感神経を優位にして睡眠することを心がければバランスが良い生活サイクルになるのではないかと思います。

Interpreto che forse entrambi sono necessari e che è richiesta una vita equilibrata. Penso che se provi a dormire con il sistema nervoso simpatico dominante durante il giorno e dormire con il sistema nervoso parasimpatico dominante di notte, avrai un ciclo di vita ben equilibrato.

　と、ここまででしたら、今までの、調査と変わりがなかったのですが、ついに、見つけました。どうすれば、免疫力が上がったと証拠として提示できるのか、いわば判断できる、評価対象物とは何か、その数値データはどうすれば得られるのか。その判断基準が見えてきました。

Finora, non c'è stato alcun cambiamento rispetto all'indagine finora, ma alla fine l'ho trovato. Come posso presentarlo come prova che la mia immunità è aumentata? In altre parole, qual è l'oggetto di valutazione che può essere giudicato? Come posso ottenere i dati numerici? Ho trovato i criteri per questo.

　自律神経免疫療法の評価基準。
Criteri di valutazione per l'immunoterapia del sistema nervoso autonomo.

　治療はリンパ球の数や白血球のなかに占める割合をチェックして、効果を確認しながら進められます。
Il trattamento viene effettuato confermando l'effetto controllando il numero di linfociti e la percentuale di globuli bianchi.

　健康な人の場合、血液１mm³（立方ミリメートル）あたり２３００〜２６００個くらいのリンパ球が含まれています。
Nel caso di una persona sana, 1 mm³ (millimetro cubo) di sangue contiene da 2.300 a 2.600 linfociti.

　２０００個くらいが下限で、これ以下になると免疫力が低下して病気になりやすくなると言われています。
Circa 2.000 è il limite inferiore e si dice che se il numero è inferiore a questo, il sistema immunitario sarà indebolito e le persone diventeranno più suscettibili alle malattie.

　がん患者は１５００個でも相当いいほうです。１５００個以下、抗がん剤などの治療を受けていると１０００個程度、それ以下になっている場合もあるといいます。

Per i malati di cancro, anche 1500 linfociti sono abbastanza buoni. Nel caso dei malati di cancro, il numero di linfociti è 1.500 o meno, e si dice che ci sono casi in cui il numero è di circa 1.000 o anche meno quando sono sottoposti a cure come i farmaci antitumorali.

　自律神経免疫療法では、リンパ球を２０００個程度にまで回復させるのが目標です。２０００個を超えてくると免疫力がじわじわと力をつけてくるのです。
L'obiettivo dell'immunoterapia del sistema nervoso autonomo è di riportare il numero di linfociti a circa 2000. Quando supera 2000, la forza immunitaria guadagna gradualmente forza.
　　【参考文献】がんを治す医療辞典決定版　最新の現代医学から確かな代替療法まで。
　　　　　　　　　　　　　　　　　　　　　「がん」と闘うための総合辞典
　　　　　　　　　　　　　　　　　　　　　　　　　（総監修）帯津良一

これが欲しかった。これです。私が調べたかったこと。
Volevo questo. Questo. cosa volevo scoprire.

　これを軸に愛と友情のエネルギーの使い方の評価をしていけばいいんだなってことがわかりました。
Ho capito che dovevo valutare come usare l'energia dell'amore e dell'amicizia con questo come asse principale.

　これをお読みの読者で、身近にがん患者様がいる場合、早急に愛と友情のエネルギーの使い方を試してみる価値がございます。

Se stai leggendo questo articolo e hai un malato di cancro vicino a te, vale la pena provare a usare l'energia dell'amore e dell'amicizia il prima possibile.

私は、これから、私なりの研究を進めていきたいと考えております。
Vorrei continuare la mia ricerca d'ora in poi.

が、しかし、今すぐ結果が出せるものでもございません。
Tuttavia, non è qualcosa che può produrre risultati subito.

臨床試験と呼ばれる類のものをクリアしなければ医学的に認められたことにならないからです。
Questo perché non è riconosciuto dal punto di vista medico a meno che non superi una sorta di sperimentazione clinica.

ですから、一朝一夕で達成できるようなものではございません。
Pertanto, non è qualcosa che può essere raggiunto dall'oggi al domani.

胸腺（きょうせん）のまとめ
Riassunto di Timo

　愛と友情のエネルギーの使い方に医学的根拠はあるのか、その問いに答えると、愛の力により免疫機能への効果を期待する声が医学者の中から現れてきている事実を鑑（かんが）みても、人間の免疫機能を司る主要器官である胸腺がハートの中心あたりに潜んでいる事実を鑑（かんが）みても、これからの研究の余地があると結論づけます。

　C'è una base medica per usare l'energia dell'amore e dell'amicizia? Risponderò a questa domanda. C'è un fatto che alcuni scienziati medici si aspettano che il potere dell'amore avrà un effetto sul sistema immunitario. Inoltre, c'è un fatto che il timo, l'organo principale che controlla la funzione immunitaria umana, è nascosto al centro del cuore. Concludiamo che c'è spazio per ulteriori ricerche.

　また。未解決の問題として愛と友情のエネルギーの使い方をすることにより医学的に胸腺に刺激が与えられ、免疫機能を司るT細胞などに影響を与え、人間の免疫機能がアップする事象の確認と証明がされていない事実がございます。

　Ho un problema aperto. Non è stato confermato né provato dal punto di vista medico che l'uso dell'energia dell'amore e dell'amicizia stimoli il timo, influisca sui linfociti T che controllano la funzione immunitaria e migliori la funzione immunitaria umana.

今後の課題として、愛と友情のエネルギーの使い方をする前とした後の血液を採取して免疫機能にどれだけの影響が現れて、どれだけの効果が得られるのか、また、継続的に半年間、３年間と、愛と友情のエネルギーの使い方をした場合の結果をみて、どれだけの影響が現れて、どれだけの効果が得られるのか、調査できれば、医学的に免疫力を高める手法として証明されることになるのではないかと期待しています。

　Compiti futuri. Vorrei raccogliere il sangue prima e dopo aver usato l'energia dell'amore e dell'amicizia per indagare quanto è influenzata la funzione immunitaria e quanto effetto si può ottenere. Inoltre, vorrei vedere i risultati dell'uso continuo dell'energia dell'amore e dell'amicizia per 6 mesi o 3 anni. E di conseguenza, quanto impatto apparirà e quanto effetto si otterrà? Se può essere studiato, spero che sarà dimostrato come un metodo per aumentare l'immunità dal punto di vista medico.

　期待通りの結果が得られますと既存治療法などと併用して、がん治療に活かせる可能性を秘めているのではないかと推論づけています。

　Se si ottengono i risultati attesi, si deduce che esiste la possibilità che possa essere utilizzato nel trattamento del cancro in combinazione con i metodi di trattamento esistenti.

もし、愛と友情のエネルギーの使い方に医学的なエビデンスや、科学的なエビデンスがあることが証明されてまいりますと、福島県でがんに怯（おび）えながら暮らしている人々の不安を少しでも軽減することが出来るようになるのではないかと期待して、この文書を締めくくらせていただきたいと思います。

Se prove mediche e scientifiche dimostreranno come utilizzare l'energia dell'amore e dell'amicizia, sarà possibile alleviare l'ansia delle persone che vivono nella prefettura di Fukushima e che hanno paura del cancro, spero sia possibile.

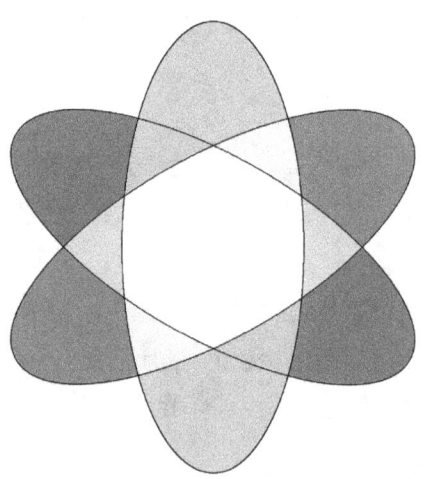

胸腺の活性化を体感した話
Una storia sull'esperienza dell'attivazione del timo

　上昇気流（アセンション）体験や覚醒体験を経て思うことがあります。
　Ci sono cose a cui penso dopo aver sperimentato un'esperienza di corrente ascendente (ascensione) e un'esperienza di risveglio.

　アセンションのクライマックスあたりに起こる現象の一つに胸腺（きょうせん）の活性化があります。肌感覚で体感できるレベルで胸腺の活性化が起こります。
　Uno dei fenomeni che si verificano intorno al culmine dell'ascensione è l'attivazione del timo. L'attivazione del timo avviene a un livello che può essere percepito attraverso la pelle.

　その時の現象を文字にすると、熱く滾（たぎ）る胸の中心と言いますか、心臓の少し上あたりに蝶（ちょう）のような蝶番（ちょうつがい）のようなイメージのエネルギー体を感じました。そのことを翼（つばさ）と表現しても良いかもしれません。熱く滾（たぎ）る日の鳥と表現しても過言ではないかもしれません。

Per descrivere a parole il fenomeno in quel momento, ho sentito un corpo energetico nell'immagine di un cardine caldo simile a una farfalla al centro del mio petto, leggermente sopra il mio cuore. Potresti chiamarlo ali. Potrebbe non essere un'esagerazione descriverlo come un uccello di un sole cocente.

　その胸腺の感覚を感じた時に、小4と言う言葉が連想されました。その頃の感覚を思い出して、あの頃の感覚って一番正しかった気がするなぁ。そして、一番良かった気がするなぁ。と思い返すのでした。男女の別がそれほど大きくなかった頃の感覚です…みんなが友達だった頃の感覚です。
　Quando ho sentito quella sensazione di timo, mi è venuta in mente la parola "quarta elementare". Ricordo i sentimenti che avevo quando ero in quarta elementare e sento che i sentimenti che avevo allora erano i più corretti. E penso che sia il migliore. Mi sono ricordato. È come quando la distinzione di genere non era così grande... quando tutti erano amici.

胸腺が一生涯のうちで一番活性化される時期は小学４年生頃をピークにするのだそうです。小４をピークに胸腺は生涯をかけて７０歳くらいまで萎縮し続けていくそうです。小４と連想された体験と一致していてビックリしました。小４を年齢に換算すると１０歳です。

　Sembra che il momento in cui il timo è più attivato in una vita raggiunga il picco intorno alla quarta elementare. Si dice che il timo continuerà ad atrofizzarsi per tutta la vita, raggiungendo il picco nella quarta elementare, fino a circa 70 anni. Sono rimasto sorpreso che corrispondesse all'esperienza associata alla "scuola elementare di quarta elementare". Un alunno di quarta elementare ha 10 anni.

【参考文献】wikipedia調べ　https://ja.wikipedia.org/wiki/%E8%83%B8%E8%85%BA

　そう言われてみれば、あの頃を過ぎたあたりくらいから、男女の差が肉体的にも精神的にも大きく現れてきて、気が付いたら、大きな別が生まれていたなぁ。と…

　A pensarci bene, dopo quel tempo, la differenza tra uomini e donne ha cominciato ad apparire, sia fisicamente che mentalmente, e prima che me ne rendessi conto, è nata una grande differenza...

　そんなことあったなぁ…と、思いを巡らすのでした。
　E' successa una cosa del genere... ci ho pensato.

あの頃って、怪我（けが）をしても治りが良かった記憶があります。あれは、胸腺のおかげだったんだぁ。と思い返すのでした。

Ricordo che anche se mi sono infortunato in quel momento, è guarito bene. È stato tutto grazie al timo. Mi sono ricordato.

また、上昇気流（アセンション）体験や覚醒体験をして、胸腺が活性化されてまいりますと、まるで、子供の心を取り戻したかのような感覚を味わえます。

Inoltre, quando il timo viene attivato attraverso l'esperienza dell'ascensione e del risveglio, ti sentirai come se avessi riacquistato la mente di tuo figlio.

子供の頃の感覚をリアルに味わえるような感覚です。

È una sensazione che puoi davvero assaporare la sensazione dell'infanzia.

純真な心と言いますか、なんでも楽しむ感覚と言いますか、いつも愉快で楽しんでいるような、いつも笑っているような、ひじょうに良い、豊かな感覚を味わえます。

Puoi dire che è un cuore innocente, o puoi dire che è un senso di godere di tutto, è una sensazione molto bella e ricca di essere sempre felice, divertirti e sorridere sempre.

現代の社会に不満を抱いていて、報われていない感覚や、救われていない感覚を、お持ちの方がいらっしゃいましたら、ぜひ、一度、この感覚を味わってみてはいかがでしょうか。

　Se sei insoddisfatto della società moderna e hai la sensazione di non essere ricompensato o non salvato, perché non provi questa sensazione una volta?

　その感覚を味わえれるようになってまいりますと、ものの見方や考え方が一新されていって、満足して生きていける。そんな人生に変換していただけたら幸いです。

　Quando arriverai a goderti quella sensazione, la tua prospettiva e il tuo modo di pensare saranno rinnovati e sarai in grado di vivere con soddisfazione. Apprezzerei se potessi convertirti a una vita simile.

血液検査の結果から見る、表の事情と裏の事情
risultati degli esami del sangue

　喜びの束（つか）の間、血液検査で見えてきた数値をピックアップします。血液検査の過去データ
　Per un momento di gioia, raccoglierò i numeri che sono stati visti nell'analisi del sangue. Dati storici degli esami del sangue

採取日付 採取時間 伝票名	2016/05/10	2022/02/16 検体検査	2022/03/09 検体検査	2022/05/18 検体検査
WBC	6120	5240	5450	6780
RBC	563	550	565	552
Hgb	16.0	16.3	16.6	15.5
Hct	47.0	49.0	49.7	46.8
MCV	83	89	88	85
MCH	28.4	29.6	29.4	28.1 L
MCHC	34.0	33.3	33.4	33.1
PLT	24.9	31.9	34.7	37.9
白血球像				
Baso	0.3	0.6	0.7	0.6
Eosino	7.7 H	4.4	8.4 H	3.4
Stab				
Seg				
Neutro	62.3	53.4	46.0	62.7
Lympho	18.8	35.7	39.6	26.7
Mono	10.9 H	5.9	5.3	6.6
その他1	0.0	0.0	0.0	0.0
その他2	0.0	0.0	0.0	0.0
EBL	0.0	0.0	0.0	0.0
リンパ球（実数）	1150.0 L	1870.0 L	2160.0	1810.0 L
好中球（実数）	3810.0	2800.0	2500.0	4250.0
LD/IFCC		148	142	153
CK	83	436 H	90	166
BUN	15.3	11.6	11.9	18.0
CRE	0.91	0.93	0.91	0.84
UA		6.7	5.8	6.0
Na	142	142	142	142
K	3.9	3.9	3.7	3.7
Cl	102	106	105	104
HDL-C		43	40	38 L
LDL-C		172 H	195 H	197 H

２０２２年２月１６日、この日が初めて健康診断で再受診を促され掛かりつけの病院で受信した日です。この日に心臓のエコー検査などを受けて異常なしの診断を受けました。この時に、LDL-C、いわゆるLDLコレステロールの値が高いから、下げる努力をしていきましょうと告げられた日となります。

　Il 16 febbraio 2022 è il giorno in cui mi è stato chiesto di sottopormi nuovamente per la prima volta a un controllo medico e l'ho ricevuto presso l'ospedale di famiglia. In questo giorno, è stato sottoposto a un ecocardiogramma del cuore e gli è stata diagnosticata l'assenza di anomalie. In questo momento, mi è stato detto che il mio LDL-C, il cosiddetto colesterolo LDL, era alto e che avrei dovuto cercare di abbassarlo.

２０２２年３月９日、この日が、１回目の経過観察日です。数値が悪化しているのがわかります。この当時、それまで毎日の日課だった晩酌を１ヶ月絶ったんだから大丈夫と、まぁまぁ軽い認識をしておりました。が、しかし、結果が出て、考え方を改める方向へと促されていきます。そして、栄養士の方からのアドバイスもあり、適度な運動、ウォーキングをする習慣を身につけていき、食事療法も取り入れていきました。

　9 marzo 2022, questo giorno è il 1° giorno di osservazione di transizione. Puoi vedere i numeri peggiorare. A quel tempo, ho pensato che sarebbe andato bene perché ho smesso di bere bevande, che era stata la mia routine quotidiana, per un mese. Tuttavia, i risultati stanno arrivando e sarò spinto a cambiare mentalità. Poi, con il consiglio di un nutrizionista, ho acquisito l'abitudine di fare esercizio fisico moderato e camminare, e ho anche adottato la terapia dietetica.

２０２２年５月１８日、この日が、２回目の経過観察日です。個人的には自信がありましたが、しかし、結果は脆くも更なる悪化が認められ、なんでだ？なんでだ？あれだけやったのにって思うような結果でした。この当時、血液検査の結果は悪化しておりますが、体重が激減していたこともあって、主治医の先生から、努力の跡が見られるので薬は処方せず経過観察をして見ましょうと言われ、３ヶ月後に診て見ましょうと言う話でこの日は終わりました。

　18 maggio 2022, questo giorno è il secondo giorno di osservazione di transizione. Personalmente ero fiducioso, ma i risultati sono stati anche peggiori, perché? Come mai? Era un risultato che pensavo anche se ho fatto così tanto. I risultati delle analisi del sangue stanno peggiorando, ma ho perso molto peso, quindi il mio medico ha detto: "Posso vedere i segni dei tuoi sforzi, quindi osserviamo i progressi senza prescrivere medicine". Questa giornata si è conclusa con la storia che lui verrebbe riesaminato dopo 3 mesi.

また、栄養士さんからのアドバイスで、袋とじインスタントラーメンの調理法で、それまでは、スープと具材（キャベツなど）と一緒に麺を茹でて、そのまま召し上がっていましたが、麺をスープとは別で茹でて湯切りしていただく方法を提案され、試して見たところ、あのこってりなラーメンが、あっさりラーメンへと変貌する調理法を教えていただいて、これならイケると、俄然やる気になっていたのを思い出します。

　Un dietologo mi ha dato dei consigli su come cucinare le tagliatelle istantanee in un sacchetto. Fino ad allora, le tagliatelle venivano bollite insieme alla zuppa e agli ingredienti (cavolo, ecc.) e mangiate così come sono. Tuttavia, il consiglio del nutrizionista era di far bollire le tagliatelle separatamente dalla zuppa e scolare l'acqua calda. Quando l'ho provato, quel ramen ricco si è trasformato in un ramen leggero. Ricordo di essere stato improvvisamente motivato.

また、運動のウォーキングも、運動公園にある野球場の周りをグルグル回る方法から、景色を観察しながら歩くウォーキング、例えるならば、図書館まで歩いていって、図書館でクールダウンしながら読書して、良い感じになってきたらウォーキングを再開して家に帰るという方法を工夫しながら始めました。

Per l'esercizio, sono passato dal camminare intorno al campo da baseball nel parco sportivo a camminare osservando il paesaggio. Ad esempio, ho iniziato a camminare verso la biblioteca, a leggere mentre mi rinfrescavo in biblioteca, e quando mi sono sentito meglio, ho ripreso a camminare e sono tornato a casa.

　同じ場所をグルグル回るウォーキングは目的がないから飽きてしまいますが、本を読みたいと目的を作って、動機付けて歩くウォーキングであれば意外と楽しめることに気がついたのでした。

Camminare in cerchio intorno allo stesso posto è noioso perché non ha uno scopo, ma mi sono reso conto che camminare con la motivazione per leggere un libro può essere sorprendentemente divertente.

　その中でも、半分歩けたらパイナップルジュースを飲んで良しとか、色々なご褒美を自分に与えたり、やり方を工夫していきました。

Tra questi, mi sono dato varie ricompense, come bere succo di ananas quando potevo camminare a metà strada, e ho escogitato modi per farlo.

２０２２年８月１０日
10 agosto 2022

　そして、満を持して迎えた２０２２年８月１０日。結果が出ました。LDLコレステロールと書かれている場所を観察していただければ、LDLコレステロールの値が下がっていっているのがわかるかと思います。

　Il tanto atteso 10 agosto 2022. Ho ottenuto risultati. Se osservi il punto in cui è scritto il colesterolo LDL, vedrai che il valore del colesterolo LDL sta diminuendo.

No	検査項目	結果	下限値	上限値	コメント	コメント2	単位名称
1	白血球数	5590	3500	9700			/MCL
2	赤血球数	533	M438	577			マン/MCL
3	血色素量	15.0	M13.6	18.3			G/DL
4	ヘマトクリット	46.2	M40.4	51.9			%
5	MCV	87	M 83	101			FL
6	MCH	28.1 L	M28.2	34.7			PG
7	MCHC	32.5	M31.8	36.4			%
8	血小板数	29.9	14.0	37.9			マン/MCL
9	白血球像						
10	好塩基球	0.5	0.0	2.0			%
11	好酸球	5.0	0.0	7.0			%
12	桿状核球		0.0	19.0			%
13	分葉核球		27.0	72.0			%
14	好中球	45.2	42.0	74.0			%
15	リンパ球	42.9	18.0	50.0			%
16	単球	6.4	1.0	8.0			%
17	その他1	0.0		0.0			%
18	その他2	0.0		0.0			%
19	赤芽球	0.0		0.0			/100WBC
20	リンパ球（実数）	2400.0		GT 2000			/MCL
21	好中球（実数）	2520.0					/MCL
22	LD/IFCC	136	120	245			U/L
23	CK	109	M 50	230			U/L
24	尿素窒素	14.6	8.0	20.0			MG/DL
25	クレアチニン	0.93	M 0.65	1.09			MG/DL
26	尿酸	6.7	M 3.6	7.0			MG/DL
27	ナトリウム	142	135	145			MEQ/L
28	カリウム	4.1	3.5	5.0			MEQ/L
29	クロール	108	98	108			MEQ/L
30	総コレステロール	212	150	219			MG/DL
31	中性脂肪	206 H	50	149			MG/DL
32	HDLコレステロール	40	M 40	80			MG/DL
33	LDLコレステロール	155 H	70	139			MG/DL

しかし、注意点があります。栄養士さんからのご指摘がありました。ウォーキングの時どんなドリンクを飲まれていますか？と問われたので、即答でパイナップルジュースです。って答えました。すると、栄養士さんの方が合点がいかれたようで「それだ」って言われました。僕は目が飛び出るように驚きました。笑。

Tuttavia, c'è un avvertimento. Ho avuto una segnalazione da un nutrizionista. Che tipo di bevanda bevi quando cammini? Mi è stato chiesto, quindi ho subito risposto: "È succo di ananas". Quindi, il nutrizionista sembrava aver capito il punto e ha detto "Ecco fatto". Sono stato così sorpreso che i miei occhi sono saltati fuori.

　どうやら、甘いドリンクを飲むと中性脂肪が高くなるんだそうです。そこで、ウォーキングの際は、完全にパイナップルジュースを辞めるのは大変だろうから、お茶や麦茶などと交互に飲んでくださいねって愛嬌（あいきょう）の意をいただきました。

A quanto pare, bere bevande dolci aumenta il "grasso neutro". Pertanto, quando si cammina, sarebbe difficile smettere completamente di succo di ananas, quindi mi ha detto di alternare il bere con tè verde o tè d'orzo.

と、目に見えるお話はここまでとして、ここからは、思いっきり常識を吹っ飛ばしたようなお話をしてまいります。
　La storia visibile finisce qui. Da qui in poi parlerò di una storia che spazza via il buon senso.

　２０１９年７月１０日より、クリスタルヒーリングを伝授され、毎日のようにように執り行っていった結果、半年後にアセンションを体験しました。それ以来、毎日のようにアセンションさせる日々を過ごしていき、２０２２年５月中旬頃、恐怖体験を伴（ともな）う覚醒体験をしました。覚醒体験へと移り進む過程にて、たまたま血液検査をしていたわけでした。
　Dal 10 luglio 2019 mi è stata insegnata la guarigione con i cristalli e, come risultato dell'esecuzione quasi ogni giorno, ho sperimentato l'ascensione sei mesi dopo. Da allora, ho trascorso le mie giornate ascendendo quasi ogni giorno e verso la metà di maggio 2022 ho vissuto un'esperienza di risveglio accompagnata da un'esperienza spaventosa. Nel processo di passaggio all'esperienza del risveglio, mi è capitato di fare un esame del sangue.

　では、２０２２年５月１８日の資料を見てまいりましょう。
　Diamo un'occhiata ai materiali per il 18 maggio 2022.

２０２２年５月１８日、血液検査の結果
Risultati degli esami del sangue il 18 maggio 2022

No	検査項目	結果		下限値	上限値	コメント	コメント2	単位名称
1	白血球数	6780		3500	9700			/MCL
2	赤血球数	552		M438	577			マン/MCL
3	血色素量	15.5		M13.6	18.3			G/DL
4	ヘマトクリット	46.8		M40.4	51.9			%
5	MCV	85		M 83	101			PL
6	MCH	28.1	L	M28.2	34.7			PG
7	MCHC	33.1		M31.8	36.4			%
8	血小板数	37.9		14.0	37.9			マン/MCL
9	白血球像							
10	好塩基球	0.6		0.0	2.0			%
11	好酸球	3.4		0.0	7.0			%
12	桿状核球			0.0	19.0			%
13	分葉核球			27.0	72.0			%
14	好中球	62.7		42.0	74.0			%
15	リンパ球	26.7		18.0	50.0			%
16	単　球	6.6		1.0	8.0			%
17	その他1	0.0			0.0			%
18	その他2	0.0			0.0			%
19	赤芽球	0.0						/100WBC
20	リンパ球（実数）	1810.0	L		GT 2000			/MCL
21	好中球（実数）	4250.0						/MCL
22	LD/IFCC	153		120	245			U/L
23	CK	166		M 50	230			U/L
24	尿素窒素	18.0		8.0	20.0			MG/DL
25	クレアチニン	0.84		M 0.65	1.09			MG/DL
26	尿酸	6.0		M 3.6	7.0			MG/DL
27	ナトリウム	142		135	145			MEQ/L
28	カリウム	3.7		3.5	5.0			MEQ/L
29	クロール	104		98	108			MEQ/L
30	総コレステロール	241	H	150	219			MG/DL
31	中性脂肪	125		50	149			MG/DL
32	HDLコレステロール	38	L	M 40	80			MG/DL
33	LDLコレステロール	197	H	70	139			MG/DL

この当時は、まだ、覚醒体験はしておりません。が、しかし、覚醒体験へと移り進む過程であったことは間違いありません。いわゆる、恐怖体験真（ま）っ只中（ただなか）の頃だったと思い返します。正確には２０２２年５月２７日に堪（たま）り兼（か）ねて病院に縋（すが）っていっていますし、２０２２年５月２１日の頃には当時ネット販売していた天然石ショップを閉じる決断をした閉店クーポンを発行している形跡があるので、おそらく、時期的に、かごめの話などが現れていた頃だと推測しています。

　In questo momento, non ho ancora sperimentato il risveglio. Tuttavia, non c'è dubbio che sia stato un processo di transizione verso un'esperienza di risveglio. Ricordo che ero nel mezzo di una cosiddetta esperienza spaventosa. Per la precisione mi affido all'ospedale il 27 maggio 2022. Intorno al 21 maggio 2022, ci sono prove che è stato emesso un coupon di chiusura che ha deciso di chiudere il negozio di pietre naturali che vendeva online in quel momento, quindi probabilmente era più o meno nel periodo in cui è apparsa la storia di Kagome.

　その当時の血液の資料があるなんて、奇跡としか言いようがありません。よくぞ受診して血液検査していたなぁ。と今となっては健康診断に感謝しています。
　Posso solo dire che è un miracolo che ci sia un documento del sangue di quel tempo. Ho fatto un esame del sangue appena in tempo.

実際問題、覚醒体験をいつしたのかと言われると、正直、いつ、覚醒体験をしたのかは定かではありません。２０２２年６月初旬頃だったんだろうなと今、思い返します。

　Infatti, quando mi è stato chiesto quando ho avuto la mia esperienza di risveglio, onestamente non so quando ho avuto la mia esperienza di risveglio. Penso che fosse intorno all'inizio di giugno 2022.

　なぜ、この貴重な体験が曖昧（あいまい）になっているのかと言うと、覚醒体験へ移り進んで行く最中（さいちゅう）は、本当に何もかもを手放して行く過程にありました。２００万円かけて始めた天然石屋も閉店させ、それまで出版してきた本を全部廃盤にしたり、それまで発信してきた note のアカウントを完全に削除したりと、まぁ、まぁ、記録が残っていないのです。断片を洗いざらいして、だいたいこの辺にこんなことがあったよね。といった具合で、その当時の必死さを思い返します。

　Il motivo per cui questa preziosa esperienza è diventata ambigua è che durante il passaggio all'esperienza del risveglio, stavo davvero lasciando andare tutto. Ho anche chiuso il negozio di pietre naturali che ho aperto con 2 milioni di yen. Tutti i libri finora pubblicati sono stati sospesi. Ho completamente cancellato l'account che ha pubblicato l'articolo fino ad allora. Non sono rimasti record. Di conseguenza, anche se raccogli frammenti di ricordi, le esperienze preziose vengono oscurate.

実際問題、当時は、本当に、それどころではなかった。
Ero davvero confuso in quel momento.

なぜならば、ヒーリングを人に伝えることにすら抵抗を覚えていたからです。こんな苦しい思いをするんだったら教えない方が良いのではないか、そもそも、アセンションや覚醒体験を望んでいる人がいるとも限らないし、僕のただの自己満足なんだったら、伝えることをやめた方がいいのではないかとか考えていました。

Perché ero riluttante anche a parlare alla gente della guarigione. Se hai intenzione di vivere un'esperienza dolorosa così dolorosa, non sarebbe meglio non insegnare la guarigione? In primo luogo, non tutte le persone vogliono l'ascensione o un'esperienza di risveglio. Stavo pensando che se fosse stata solo la mia autocompiacimento, avrei dovuto smettere di dirlo alla gente.

しかし、その体験後、正常に戻っていく体と、健常になる心と、思いがけない発見。覚醒体験へと移り進む過程にて発生する胸腺（きょうせん）の感覚。もしかしたら、この胸腺（きょうせん）の感覚を用いたヒーリングを伝授すれば、世の中の誰かが救われるかもしれないと思うようになってくると、ヒーリングを伝えて行く原動力になっていきました。

Tuttavia, dopo quell'esperienza, il mio corpo è tornato alla normalità, la mia mente è tornata sana e ho fatto una scoperta inaspettata. Un senso di "timo" che si verifica nel processo di transizione verso un'esperienza di risveglio. Quando ho iniziato a pensare che forse qualcuno nel mondo avrebbe potuto essere salvato se avessi insegnato la guarigione usando questo senso del timo, è diventato la forza trainante per insegnare la guarigione.

胸腺は人間の免疫機能の中枢、中核を担う存在で、コロナやガンから身を守るＴ細胞（Ｔリンパ球）を成熟させる器官であることがわかってきます。胸腺を活性化さすることさえできれば、人間の免疫機能を強化向上させることができると言えるのではないかと素人ながらに思えてならないわけであります。

Il timo svolge un ruolo centrale nella funzione immunitaria umana ed è ormai noto che è un organo che fa maturare i cellule T (linfociti T) che proteggono il corpo dalla corona e dal cancro. Non posso fare a meno di pensare che se riusciamo ad attivare il timo, possiamo dire che possiamo rafforzare e migliorare la funzione immunitaria umana.

そう言ったことが見えてきて、初めて、胸腺活性化ヒーリングを公開するに至った訳でありました。

Solo dopo aver capito questo, sono stato in grado di aprire al pubblico il Thymus Activation Healing.

また、２０２２年７月１９日に、家庭内にコロナ陽性患者が出て保健所の指示に従い一週間程、隔離生活をしました。
　Inoltre, il 19 luglio 2022, c'era a casa un paziente positivo al coronavirus e sono stato messo in quarantena per circa una settimana secondo le istruzioni del centro di salute pubblica.

　その際に胸腺活性化ヒーリングをして、どうなるのか様子をみてみたところ、僕自身、喉（のど）がイガイガするくらいの症状は出たものの、咳（せき）や発熱などの症状は出ることがなく、一週間の隔離生活を無事に過ごすことができました。
　A quel tempo, ho provato la guarigione dell'attivazione del timo per vedere che tipo di risultati avrei ottenuto. Io stesso ho avuto sintomi che mi hanno irritato la gola, ma sono stato in grado di trascorrere una settimana in isolamento senza sintomi come tosse o febbre.

　たまたま、僕にコロナが移らなかっただけか、胸腺活性化ヒーリングのおかげなのかはわかりませんが、難を逃れることができました。
　Non so se è solo che non ho preso il coronavirus o se è a causa della guarigione dell'attivazione del timo, ma sono riuscito a sfuggire alle difficoltà.

また、コロナ陽性患者の方にも、胸腺活性化ヒーリングを伝授して、経過観察をしてみたところ、重症化せずに済んでいます。もちろん、薬のお陰もあってのことだとは思いますが、コロナ陽性患者の方が言うには、胸腺活性化ヒーリングを行うことによって気分的に楽になったと事後報告を受けています。

　Inoltre, quando ho insegnato la guarigione dell'attivazione del timo ai pazienti corona-positivi e ho osservato i loro progressi, questi non sono diventati gravi. Certo, penso che sia tutto grazie alla medicina. Tuttavia, abbiamo ricevuto segnalazioni da pazienti corona-positivi che la guarigione dell'attivazione del timo li ha fatti sentire meglio.

　ちなみにですが、うちの家族は全員、稀に見る、ワクチン未接種者です。そんな環境でも軽症で済んでいます。
　A proposito, tutta la mia famiglia sono persone rare e non vaccinate. Anche in un tale ambiente, i sintomi sono lievi.

この経験後、２０２２年８月１０日に通院して血液検査を受けてきました。
　Dopo questa esperienza, sono andato in ospedale il 10 agosto 2022 e ho ricevuto un esame del sangue.

　覚醒体験へと移り進む過程で奇跡的に血液検査をした結果と、覚醒体験を経てコロナにも打ち勝った後に血液検査をした結果を見比べてみると面白い結果が見えてきます。
　Se confronti i risultati di un esame del sangue eseguito miracolosamente nel processo di passaggio all'esperienza del risveglio e i risultati di un esame del sangue dopo aver vinto il coronavirus dopo l'esperienza del risveglio, vedrai risultati interessanti.

２０２２年５月１８日（覚醒体験前）
　リンパ球数（実数）　1810.0 /MCL
　好中球（実数）4250.0 /MCL
18 maggio 2022 (Esperienza prima del risveglio)
　Conta linfocitaria (numero reale) 1810,0 /MCL
　Neutrofili (numero reale) 4250.0/MCL

２０２２年８月１０日（覚醒体験後）
　リンパ球数（実数）　2400.0 /MCL
　好中球（実数）2520.0 /MCL
10 agosto 2022 (dopo l'esperienza del risveglio)
　Conta linfocitaria (numero reale) 2400,0 /MCL
　Neutrofili (numero reale) 2520.0/MCL

もちろん、5月は花粉やカビが増殖する期間であることなど考察すると、季節的な数値の変化もあるでしょうし、一概にリンパ球数が上がっていれば良いと言う訳でもなくて、バランスが取れていることが求められています。
　Naturalmente, considerando che a maggio crescono pollini e muffe, ci saranno variazioni stagionali nei numeri. Inoltre, non basta dire che va bene se il numero di linfociti è in aumento, ma è necessario che sia in equilibrio.

　なぜならば、リンパ球数が異常に高くなると、それはそれで病気と疑われますし、リンパ球数が異常に低くなると、それはそれで病気を疑われます。
　Questo perché quando la conta dei linfociti è anormalmente alta, si sospetta che sia una malattia e quando la conta dei linfociti è anormalmente bassa, si sospetta che sia una malattia.

　ですので、一概に量が多ければ良いと言うことではなくて、バランスが取れていて、尚且つ、活性化されていることが肝となります。
　Pertanto, non è necessariamente il caso che maggiore è l'importo, meglio è, ma è importante che sia ben bilanciato e attivato.

　ですので、この数値から胸腺が活性化されたと判定することはできないと自覚しますが。結果的に数値は良いなぁって思っています。今、俺、健全だ。

Pertanto, sono consapevole che non è possibile giudicare che il timo sia attivato da questo valore. Penso che i numeri siano buoni come risultato. Sono in buona salute ora.

また、胸腺活性化ヒーリングで胸腺が活性化されたと評価する方法が見つかっていない現状に気が付いています。どうすれば、胸腺が活性化されたと評価できるのか知りたいなぁと思い始めています。

Inoltre, sono consapevole della situazione attuale che non è stato trovato alcun metodo per valutare che il timo sia stato attivato dalla guarigione dell'attivazione del timo. Comincio a chiedermi come posso valutare che il timo sia attivato.

答えは見えているんだけど、どうやれば実証できるのかが謎なんです。
Posso vedere la risposta, ma come dimostrarla è un mistero.

これからの課題だと自認しております。
Sono convinto che questo sarà un problema per il futuro.

おわりに INSOMMA

　本編にある愛と友情を用いたエネルギーの使い方を実践していきますと、3ヶ月後から半年後あたりで、ハートに昇る龍となる、上昇気流（アセンション）が起こるようになります。

　Se ti eserciti a usare l'energia dell'amore e dell'amicizia nella storia principale, circa 3-6 mesi dopo, si verificherà una corrente ascendente (ascensione) che diventerà un drago che sale al tuo cuore.

　初めて起きた時、驚きました。そして、愛と友情のエネルギーを用いることの素晴らしさに気づくようになります。

　Quando avvenne la prima ascensione, rimasi sbalordito. Ti renderai conto di quanto sia meraviglioso usare l'energia dell'amore e dell'amicizia.

　上昇気流（アセンション）は実際に起こるものだと、実在する話だと信じるようになりました。

　Sono arrivato a credere che l'ascensione fosse una cosa reale, una vera storia.

　そして、上昇気流（アセンション）を続けて行った結果、ハートから喉奥（のどおく）へと上昇気流（アセンション）が移り進んで行きます。

E come risultato della continuazione della corrente ascendente, la corrente ascendente si sposta dal cuore alla parte posteriore della gola.

　さらに、上昇気流（アセンション）を進めていきますと、頭蓋（ずがい）の中へと移り進んで行きます。しかし、ここまでは、純粋な快楽です。心地の良いものですし、幸せを享受（きょうじゅ）していました。
　Mentre continui con le correnti d'aria ascendenti, ti sposterai nel cranio. Ma finora, è puro piacere. Mi sentivo bene ed ero felice.

　しかし、僕の例で言いますと、愛と友情を用いたエネルギーの使い方を実践し始めて２年と１０ヶ月が過ぎた頃、頭蓋（ずがい）の中へと移り進んだ先、頭頂部に上昇気流が移り進んで行く最中に、地獄の苦しみが現れ出でました。
　Ma nel mio caso, sono passati 2 anni e 10 mesi da quando ho iniziato a usare l'energia dell'amore e dell'amicizia. L'ascensione si è spostata nel cranio, provocando un'agonia infernale nel mezzo del movimento di ascensione sulla sommità della testa.

　それまでの快楽とは一変して踠（もが）き苦しみます。寒気や悪寒や恐怖や不安にさいなまれ、苦楽を共にするアセンションへと進化していきました。
　È completamente diverso dal piacere fino ad allora, e soffrirò. Si è evoluto in un'ascensione che ha condiviso gioie e dolori con brividi, brividi, paure e ansie.

この先に起こる覚醒体験のことは、本書で詳しく説明してあります。是非、本書をループして読み起こして見てください。

　L'esperienza del risveglio che ne seguì è descritta in dettaglio in questo libro. Per favore, manda in loop questo libro e leggilo di nuovo.

　それでは、最後に、胸腺活性化ヒーリングを伝授します。
　Infine, ti insegnerò la guarigione dell'attivazione del timo.

胸腺（きょうせん）活性化ヒーリング
Guarigione per attivare il timo

若き日のあなたにお伝え申します。
Ti insegnerò.

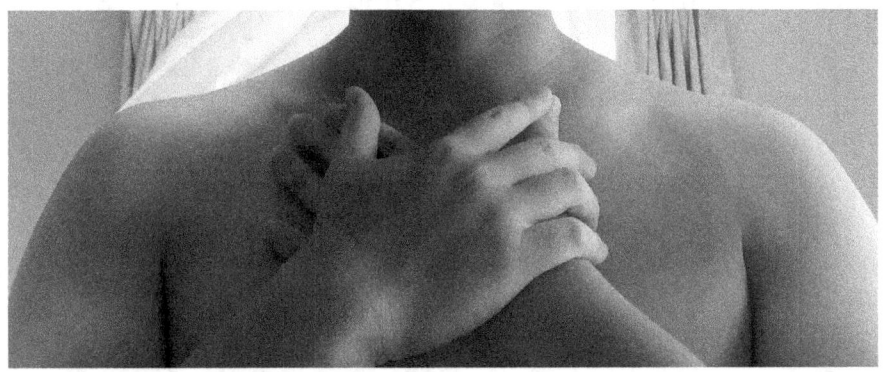

　まず、左手親指を左側の鎖骨に当たるようにセットして、左手人差し指を右側の鎖骨に当たるようにセットしていただきます。そして、右手親指を左手人差し指上あたりに置き、右手人差し指を左手親指上あたりに置いてください。
　Posiziona il pollice sinistro sulla clavicola sinistra e l'indice sinistro sulla clavicola destra. Posiziona il pollice destro sopra l'indice sinistro e l'indice destro sopra il pollice sinistro.

　正確ではありませんが、だいたいその辺りに胸腺があると想像してください。そもそも、胸腺の位置は覚醒体験へと進む過程で体感していくことなので、ここでは言及を避けておきます。だいたい、あってればOKです。

Non è preciso, ma immagina che il timo esista intorno a quell'area.

それでは、息をふぅ〜っと吐き出してください。息を吐き出しきったら、素早く息を吸い込み、ゆっくり息を吐き出しながら、胸腺に伝えていきます。
　Concentrati sul tuo respiro. Dillo nella tua mente mentre espiri.

あなた様に愛と友情をささげます。
わたしはあなた様を愛しております。
わたしはあなた様と友達です。
Ti do amore e amicizia.
Ti amo.
Sono amico di te.

　声に出さず、心の声でお呟（つぶや）きください。これを息継ぎのたびに繰り返していきます。今のあなたに、時間的余裕があるなら、そのまま瞑想をしましょう。※特に瞑想する時間に決まりはありません。あなたの赴（おもむ）くままに心地よいだけ行っていただけたらと思います。
　Per favore, non dirlo ad alta voce, ma sussurra nel tuo cuore. Ripetere questa operazione ad ogni respiro. Se hai tempo adesso, meditiamo così com'è.

　ハートの中心より出てまいります、愛と友情のエネルギーの感覚を感じられた方はいらっしゃいますか？または、イメージやビジョン、サウンドやミュージック、動画や物語など、様々な形で何かを見せてくれるかもしれません。

Qualcuno di voi può sentire l'energia dell'amore e dell'amicizia che emana dal centro del suo cuore? Oppure possono mostrarci qualcosa in varie forme, come immagini, suoni o storie.

そんな感覚、感じがきたら、自分でこさえないで、もっと見せてくださいと言うように、抗わずに進んで体験していきましょう。これは自己に内在する存在が動き出しているその証拠なんです。

Se ti senti così, non trattenerti e vai avanti e sperimentalo come se volessi vederne di più. Questa è la prova che l'essere interiore che è inerente al sé sta iniziando a muoversi.

また、愛と友情のエネルギーの使い方をして起きたことは忘れないうちにメモにとっておきましょう。

Prendi nota di ciò che è successo prima di dimenticarlo.

僕の本はこのメモから作られています。

Il mio libro è fatto da questo promemoria.

www.ingramcontent.com/pod-product-compliance
Lightning Source LLC
Chambersburg PA
CBHW052348220526
45465CB00003BA/1011